Buchinger (Hrsg.)   Heilfasten ist nicht Hungern

Maria Buchinger (Hrsg.)

Heilfasten ist nicht Hungern

… und mehr als Abnehmen
Die Buchinger-Methode als natürlicher Weg
zu körperlicher und seelischer Gesundheit

Unter Mitarbeit von
Dr. med. Rainer Friebe
Dipl.-Psych. Walter Goedde
Helmut Klepzig
Dr. med. Christian Kuhn
Dr. med. Gerold Platzer
Dr. med. Françoise Wilhelmi de Toledo

TRIAS THIEME HIPPOKRATES ENKE

Anschrift der Herausgeberin
und aller Autoren:
Klinik Buchinger am Bodensee
Wilhelm-Beck-Straße 27
D-88662 Überlingen

Umschlagzeichnung:
Friedrich Hartmann, Stuttgart

*Die Deutsche Bibliothek –
CIP-Einheitsaufnahme*

Heilfasten ist nicht Hungern... und
mehr als Abnehmen: die Buchinger-
Methode als natürlicher Weg zu
körperlicher und seelischer
Gesundheit / Maria Buchinger
(Hrsg.). Unter Mitarb. von Rainer
Friebe... – Stuttgart: TRIAS –
Thieme Hippokrates Enke, 1996
NE: Buchinger, Maria [Hrsg.];
Friebe, Rainer

© 1984, 1996 Georg Thieme Verlag
Rüdigerstraße 14
D-70469 Stuttgart
Printed in Germany
Satz und Druck: Gulde-Druck GmbH
D-72070 Tübingen
(Linotype System 4 [300 Linotronic])

ISBN 3-89373-325-6   1 2 3 4 5 6 7

FASTENTHERAPIE

nach Buchinger

– ein multidisziplinärer Ansatz –

FASTEN

modifiziert

BEWEGUNG

Sport, Wanderung,
Gymnastik

PHYSIOTHERAPIE

Massage, Bäder,
Krankengymnastik

ENTSPANNUNG

Abstand von Zuhause,
Biologischer Schlafrhythmus,
geborgene Atmosphäre,
Autogenes Training

PSYCHOTHERAPIE

Einzelgespräche,
Gruppentherapie

DIÄTETIK

Fasten oder Diätetik
Einführung in
die Vollwerternährung
(Vorträge und Demonstration)

**NACHSORGE-
PROGRAMM**

Einführung eines Grunddiät-
systems mit individuellen
Variationen. Einführung in die
Verhaltenstherapie

Zu diesem Buch

»Das Fasten ist so alt wie die Völker der Erde.«
Mit diesem Satz beginnt OTTO BUCHINGER 1935 sein Buch »Das Heilfasten«, mit dem er dem Fasten in der von ihm modifizierten Form zur weltweiten Verbreitung verhalf.

Fasten ist etwas völlig anderes als Hungern. Fasten ist der freiwillige, bewußte Verzicht auf feste Nahrung für einen begrenzten Zeitraum; beim richtig durchgeführten Fasten besteht kein körperlicher Hunger. Jeder Mensch kennt eine Art Fasten aus Tagen der Krankheit, in denen der Organismus über Appetitlosigkeit die Nahrungsaufnahme und damit die Vorgänge der äußeren Verdauung drosselt, um alle Energie zur Überwindung der Krankheit einsetzen zu können. Ähnliches geschieht bei Tieren instinktiv.

Bewußt fasten kann nur der Mensch, nicht nur in kranken, sondern am besten vorher in gesunden Tagen im Sinne eines präventiven vorbeugenden Fastens. OTTO BUCHINGER empfiehlt *»Das jährliche Reinfasten der Gesunden«* und war damit der Idee der Präventivmedizin so nahe wie viele Ärzte vor ihm und näher als viele Ärzte heute.

In wahrhaft ganzheitlicher Weise betrifft das Fasten den ganzen Menschen in seiner Einheit aus Körper, Seele und Geist.

Für den Körper ist es *»die gründlichste aller Ausscheidungskuren«.* Otto Buchinger schreibt:

»Wir dürfen annehmen, daß die vis medicatrix naturae – die Heilkraft der Natur – in ihrer biologischen Weisheit nach dem Schädlichen, Krankhaften, dann auch das Überflüssige abbaut, das Gesunde bleibt.«

Das heißt, es werden im Fasten zunächst Schlacken und Giftstoffe ausgeschieden, dann krankhaft veränderte Zellen und Gewebe gereinigt und schließlich auch überflüssiges Material aus Binde- und Fettgewebe abgebaut.

Diese Theorie der »Entschlackung« (s. S. 35) erhält in den letzten Jahren auch zunehmend eine wissenschaftliche morphologische und biochemische Grundlage durch die Erforschung sowohl von deg. intrazellulären Ablagerungen bei Krankheits- und Altersprozessen, als auch von Veränderungen der »Transitstrecke« zwischen Blut und Zellen, wo im Bereich der Endstrombahn Endothelzelle, Basalmembran und intrazelluläre Grundsubstanz elektronenmikroskopisch erkennbare Verdikkungen und Ablagerungen von Glukoproteinen aufweisen, die den Stoffaustausch behindern und die durch Fasten abgebaut werden können.

Dies ist gerade in unserer heutigen Zeit so wichtig, in der wir oft zu schnell, quantitativ zu viel und qualitativ minderwertige Nahrung zu uns nehmen und Stoffwechsel und Gewebe belasten. Hier gehen präventive und therapeutische Reinigung des Fastens nahtlos ineinander über.

Zusammen und gleichzeitig mit diesen körperlichen Reinigungswirkungen ergreift das Fasten auch den seelisch-geistigen Menschen. Gesundheit entscheidet sich im Bewußtsein, in bewußter eigenverantwortlicher Lebensführung.

»Der tiefere Wert des Fastens, seine ursprüngliche Bedeutung ist vor allem in seinem Einfluß auf die seelische und auch auf die geistige Verfassung zu sehen. Zwar gewinnt der Fastende schon viel, wenn sich nur seine körperliche Gesundheit verbessert. Aber das wichtigste ist doch versäumt, wenn der im Fasten erkennbare seelische Hunger nach einer geistigen Diät nicht gestillt wird.«

Gerade wenn Körperliches im Fasten abnimmt, kann das Seelisch-Geistige wachsen. Um diese Dimension des Heilfastens richtig erleben und die Chance von Reinigung, Klärung und Wachstum im seelisch-geistigen Bereich nutzen zu können, ist Fasten

»seinem ganzen Wesen nach eigentlich eine Sache der Einsamkeit; man soll nämlich in die Wüste gehen, in die Stille und Abgeschiedenheit. In dieser Abgeschiedenheit treffen wir fast alle großen fastenden Führer der Menschheit«.

Das richtige ganzheitliche Heilfasten findet außerhalb des Alltags statt.

Gerade und nur bei der von OTTO BUCHINGER angegebenen Methode wird dieser ganzheitliche Aspekt des Heilfastens gesehen und das notwendige Gleichgewicht von ausreichender Bewegung an frischer Luft, zusammen mit anderen natürlichen »Hilfsmethoden«, und besinnlicher Ruhe mit »heilender Seelenführung« betont. Der Arzt OTTO BUCHINGER erwähnte und lebte auch die geistig-geistliche, religiöse Dimension des Fastens:

> »Das Rezept heißt beten und fasten; man wisse immerhin, daß das rechte Fasten eben doch keine rein medizinische Angelegenheit ist.«

Solches Heil-Fasten wird nun in der dritten Generation nach OTTO BUCHINGER in seiner Tradition und – an die heutige Zeit adaptiert – mit unverändert großem Erfolg praktiziert. In den Buchinger Kliniken, deren Überlinger Mitarbeiter dieses Buch geschrieben haben, bemühen wir uns, die Methode exakt durchzuführen, ihre Wirkungen auf den menschlichen Organismus weiter wissenschaftlich zu erforschen, ein umfangreiches, auf die individuellen Bedürfnisse abgestimmtes Bewegungsprogramm einschließlich Physiotherapie anzubieten, ausreichend Raum und Möglichkeit zu geben für Ruhe, Entspannung und Besinnung um die seelisch-geistigen Klärungs- und Wachstumsprozesse gerade im Fasten zu fördern. Nach dem Fasten bieten wir in Praxis und Theorie eine gesunde Vollwertnahrung an, um die Gesundheit weiter zu verbessern.

Dieses Buch möchte bei Gesunden, Kranken, Therapeuten und Ärzten Mut und Vertrauen wecken, diesen alten Weg zu ganzheitlicher Gesundheit an sich selbst – präventiv oder therapeutisch – zu erleben und regelmäßig zu einer heilenden und heiligen Zeit werden zu lassen.

Dr. med. CH. KUHN
Internist – Naturheilverfahren

Das vorbeugende Fasten

Jeder, der vorbeugend etwas für seine Gesundheit tun will, sollte regelmäßig heilfasten. OTTO BUCHINGER stellte schon 1947 fest: *»aufgrund langjähriger Beobachtungen dürfen wir deshalb auch mit Recht annehmen, daß das alle 1–2 Jahre wiederholte Fasten Krankheiten verhüten kann«.* Er prägte in diesem Zusammenhang auch den Begriff *»Reinfasten«.*

Durch seinen breiten Wirkungsbereich ist das Fasten eine der wirksamsten und natürlichsten Behandlungsmethoden überhaupt. Gestörte Körperfunktionen werden auf ganz natürliche Weise normalisiert. Fasten ist daher auch ganz besonders für diejenigen geeignet, die ein erhöhtes Erkrankungsrisiko durch meist ernährungsbedingte Gesundheitsschäden und Stoffwechselbelastungen haben.

Erstmals im Zusammenhang mit der Framingham-Studie, einer epidemiologischen Untersuchung in den USA, wurde der Begriff des *»Risikofaktors«* geprägt. Man versteht darunter potentiell krankmachende Einflüsse. Abbau von Risikofaktoren bedeutet also echte Gesundheitsvorsorge, echte *Präventivmedizin.* Am besten sind die Risikofaktoren für die Arteriosklerose untersucht, einer schleichend fortschreitenden Gefäßerkrankung, die schließlich zum Verschluß eines Gefäßes führen kann (im Herzen kommt es dann zu Angina pectoris oder zum Herzinfarkt, im Gehirn zum Schlaganfall und in den Beinen zum Raucherbein). Außerdem sind Herz-Kreislauferkrankungen in unserer zivilisierten Welt die Todesursache Nr. 1.

Man unterscheidet Risikofaktoren 1. Ordnung, von denen jeder für sich schwere Schäden verursachen kann, und Risikofaktoren 2. Ordnung, die nur in Verbindung mit einem oder mehreren anderen Risikofaktoren krankmachend wirken.

Risikofaktoren der Arteriosklerose

Risikofaktoren 1. Ordnung	Risikofaktoren 2. Ordnung
– Hypercholesterinämie	– Diabetes mellitus
– Hypertonie	– Gicht u. erh. Harnsäurewerten
– Zigarettenrauchen	– Übergewicht
	– Bewegungsmangel
	– Psychosozialer Streß

Die Risikofaktoren kommen selten isoliert vor; jede Kombination steigert das Risiko noch ganz erheblich. Je mehr Risikofaktoren zusammentreffen, desto frühzeitiger und schwerer treten arteriosklerotische Veränderungen auf. Die Risikofaktoren addieren sich nicht nur in ihrer Wirkung, sondern sie potenzieren sich! So ist z.B. das Herzinfarktrisiko bei Vorliegen von 3 Risikofaktoren nicht 3fach, sondern 9fach erhöht!

Durch Fasten werden *alle* Risikofaktoren wirkungsvoll abgebaut, abhängig natürlich einerseits von der Schwere der Risikofaktoren und andererseits von der Länge des Fastens. Am auffallendsten für den Faster selbst ist meist die *Gewichtsabnahme.* Wie schnell der *hohe Blutdruck* (für den man keine organische Ursache finden kann) sich normalisiert, hängt sehr davon ab, wie lange diese Hypertonie schon bestanden hat. In der Regel normalisieren sich die Werte trotz Absetzens der blutdrucksenkenden Medikamente innerhalb der 1. Fastenwoche.

Durch ein reichhaltiges Bewegungsangebot während des Fastens wird der *Bewegungsmangel* wirkungsvoll ausgeglichen. Die vegetative Gesamtumschaltung beim Fasten, unterstützt durch Autogenes Training und Eutonie, bewirkt einen deutlichen *Streßabbau.* Auch die Stoffwechselsituation bessert sich ganz deutlich. Vor allem beim *Altersdiabetiker* wirken die Gewichtsabnahme und die Ruhephase für die Bauchspeicheldrüse durch das Fasten stoffwechselnormalisierend.

Wie im Kapitel über den *Fettstoffwechsel* beschrieben, kommt es in wenigen Tagen zur Normalisierung erhöhter Blutfettwerte (Triglyceride). Auch die Cholesterinwerte normalisieren sich gut durch das Fasten, wenn auch deutlich langsamer.

Bei der *Gicht* kommt es während des Fastens zunächst noch zu einem weiteren Anstieg der Harnsäure, z. T. bedingt durch den Fastenstoffwechsel, z. T. stammt sie aus Ablagerungen aus dem Bindegewebe. Bei einem sehr starken Harnsäureanstieg werden vorübergehend vom Fastenarzt harnsäuresenkende Medikamente verordnet. Mit einer späteren Kostumstellung auf eine vollwertige und damit purinarme Kost, unterstützt durch vermehrte körperliche Bewegung und weniger Alkohol, ist auch die Gicht langfristig gut in den Griff zu bekommen.

Fast alle Raucher gewöhnen sich während des Fastens das *Rauchen* ab. Das Besondere am Fasten ist, daß gleichzeitig alle vorhandenen Risikofaktoren abgebaut werden.

Aktuelle wissenschaftliche Erkenntnisse weisen darauf hin, daß die Risikofaktoren Übergewicht, erhöhte Blutfette, erhöhte Blutzuckerwerte und erhöhter Blutdruck eine gemeinsame Ursache haben, nämlich erhöhte Insulinspiegel im Blut durch eine Störung der Insulinrezeptoren der Körperzellen, vor allem des Fettgewebes und der Muskulatur. Dieser Symptomkomplex wird heute als Metabolisches Syndrom bezeichnet, und die Therapie besteht vor allem in fettarmer Diät und vermehrter Muskelarbeit.

Außerdem hat man festgestellt, daß es entscheidende Unterschiede gibt, wo im Körper unter hormonellen Einflüssen das überschüssige Fettgewebe abgelagert wird: Bei männlicher androider apfelförmiger Fettverteilung am Bauch (abdominell) ist das Risiko, eine Manifestation der Arteriosklerose zu bekommen bedeutend größer als bei der weiblichen gynoiden birnenförmigen Fettverteilung an Hüften, Gesäß und den Oberschenkeln. Ein Trost der Wissenschaft für die Frauen!

Das Heilfasten ist also daher ganz besonders für diejenigen »Zivilisationsgeschädigten« geeignet, die unter einem »Zuviel« leiden: zu viel Gewicht, zu hohe Blutfette, zu hohe Harnsäure, zu hoher Blutzucker, zu hoher Blutdruck... zu viel Streß.

Durch die Stoffwechselentlastung und die vegetative Gesamtumschaltung während des Fastens kann dieses »Zuviel« auf ganz natürliche Weise wieder abgebaut werden. Wenn sich der Faster auch nach dem Heilfasten an die Ernährungsempfehlungen und Verhaltensrichtlinien des Fastenarztes hält, können die Risikofaktoren auch nach dem

Heilfasten bzw. durch eine erneute Fastenkur weiterhin niedrig gehalten werden. In besonderem Maße gehört dazu auch der bewußte Umgang mit dem Phänomen Streß.

Eine solche »Generalüberholung« in Form einer ärztlich geleiteten Fastenkur ist 1 × jährlich sehr zu empfehlen.

Der breite Wirkungsbereich des Heilfastens läßt sich dadurch erklären, daß durch eine einzige Maßnahme die verschiedenartigsten Wirkungen im Organismus zu erzielen sind, wie z. B.:

- der Abbau kranker, überflüssiger Substanzen unter Schonung des gesunden, funktionstüchtigen Gewebes
- die Entlastung und Entgiftung des Stoffwechsels und des Bindegewebes und die damit verbundene
- Senkung der Blutfettwerte und
- Normalisierung erhöhter Blutzuckerwerte
- die Verbesserung der Fließeigenschaften des Blutes
- die Entlastung des Magen-Darm-Traktes, der Gallenwege und der Bauchspeicheldrüse
- die rasche und ungefährliche Gewichtsabnahme und die damit verbundene
- Entlastung für den Bewegungsapparat (Gelenke, Wirbelsäule) und
- Zunahme von Atemkapazität und Herzkraft

Man kann davon ausgehen, daß beim Fasten die Ablagerungen von Stoffwechselmüll, die sog. »Schlacken« abgebaut werden. Unter »Schlacken« versteht man Stoffwechselrückstände, die z. B. durch vermehrten Verzehr von Fleisch als Harnsäure im Stoffwechsel auftauchen. Bei nur begrenzten Ausscheidungsmöglichkeiten der Harnsäure über die Nieren werden diese Substanzen im Blut oder aber auch im Gewebe, vor allem in der bindegewebigen Grundsubstanz und im Fettgewebe abgelagert, s. auch »Verschlackung und Entschlackung«, S. 35.

Auch die Eiweißspeicherkrankheiten, vor allem bedingt durch die Eiweißmast in unserer heutigen Zeit, und die Ablagerungen von schwer ausscheidbaren Umweltgiften (Schwermetalle, Insektizide, Pestizide...) führen zu diesem »Verschlackungsphänomen«.

Fasten ist daher auch all denjenigen zu empfehlen, die sich zwar noch mehr oder weniger gesund fühlen, die aber durch die »Verschlak- kungsphänomene« bereits latent krank sind und z. b. durch ein ge- schwächtes Abwehrsystem vermehrt zu Infektionskrankheiten neigen. Außerdem ist es relativ einfach, sich während des Fastens der Suchtmit- tel, wie z. B. Tabak und Alkohol, zu entwöhnen.

Durch fastenbegleitende Vorträge, Seminare und Lehrveran- staltungen (Lehrküche...) können neue und der Gesundheit zuträg- lichere Lebensgewohnheiten erlernt und eingeübt werden. Unterstützt wird dies alles auch durch die Rückbesinnung während des Heilfastens auf sich selbst.

Anwendungsbereiche des Buchinger-Heilfastens

≡ Präventives (vorbeugendes) Fasten

zum Abbau der **Risikofaktoren**

- Hypercholesterinämie (erhöhter Cholesterinwert im Blut)
- Hypertonie (Bluthochdruck)
- Zigarettenrauchen
- Diabetes mellitus (Zuckerkrankheit) vorwiegend Typ II
- Hyperlipidämie (erhöhte Blutfettwerte)
- Adipositas (Übergewicht)
- Gicht und Hyperurikämie (erhöhter Harnsäurewert)
- Bewegungsmangel
- Psychosozialer Streß

≡ Therapeutisches (heilendes) Fasten

1. **Herz-Kreislauf-Erkrankungen:**
- Coronare Herzkrankheit (Arterienverkalkung der Herzkranz-gefäße)
- Infarktprophylaxe und -nachbehandlung
- Arterielle und venöse Durchblutungsstörungen
- Ulcus cruris (Beinhautgeschwüre)
- Migräne
- Glaukom (grüner Star)

2. **Krankheiten des Verdauungssystems:**
- Gastroenteropathien (Magen-Darm-Störungen)
- Chronische Obstipation (Darmträgheit und Verstopfung)
- Chronische Hepatopathien (Leberkrankheiten)
- Cholecystopathie (Gallenwegserkrankung)
- Morbus Crohn und
- Chronische Colitis. Colitis ulcerosa (Darmentzündung, Darm-geschwüre)

3. Erkrankungen des Bewegungsapparates:
- Gelenk- und Weichteilrheumatismus
- Arthrosen und degenerative Wirbelsäulenerkrankungen
- Tendomyopathien (Beschwerden an Muskel- und Bandapparat)

4. Hautkrankheiten:
- Allergien der Haut und der Schleimhäute
- Psoriatiforme Dermatosen (Schuppenflechte und verwandte Hauterkrankungen)
- Chronische Ekzeme

5. Atemwegserkrankungen:
- Asthma bronchiale
- Chronische Sinusitis-Bronchitis (Erkrankung der Nebenhöhlen und oberen Luftwege)

6. Psychosomatische Störungen und Erschöpfungszustände
- Eßverhaltensstörungen bulimischer Natur (Eßsucht)
- Depressive Verstimmungen verschiedener Ursachen z.B. im Klimakterium
- Nervosität – Schlafstörungen

Bei diesen Krankheitsbildern bietet sich Heilfasten als Basistherapie an. Je nach Diagnose wird der Fastenarzt fastenbegleitende Therapien verordnen: z.B. Homöopathie, Phytotherapie (Behandlung mit Pflanzenextrakten), Neuraltherapie, Akupunktur, Ozontherapie, physikalische Anwendungen.

Ob überhaupt, wie lange und ggf. mit welchen Zusätzen (z.B. Buttermilch, Getreideschleim usw.) ein Kranker fasten kann, sollte ein fastenerfahrener Arzt, ein Fastenarzt, entscheiden.

☰ Wer darf nicht fasten?

Alle diejenigen sollten nicht fasten, die den bewußten freiwilligen Verzicht auf feste Nahrung und Genußmitteln für eine begrenzte Zeit (Fastendefinition) nicht leisten oder bewältigen können, weil sie entweder psychisch oder geistig schwer beeinträchtigt oder einfach auch nervlich oder körperlich schwer erschöpft sind.

Kontraindiziert ist ein Fasten auch bei Menschen, die keine Reserven für die »Ernährung von Innen« haben, d. h., die schwer untergewichtig sind bei z. B. fortgeschrittenem Krebsleiden, fortgeschrittener Erkrankung der Verdauungsorgane mit Malabsorptionssyndrom oder schwerer Schilddrüsenüberfunktion oder Anorexia nervosa. Bei chronisch entzündlichen Erkrankungen wie z. b. Rheumatoider Arthritis, Colitis ulcerosa oder Multipler Sklerose besteht trotz einem Körpergewicht im Grenz- oder erniedrigten Bereich eine Indikation zu mehr oder weniger langem Fasten, dann evtl. mit gezielten Substitutionen.

Patienten mit deutlich eingeschränkter Nierenfunktion können nicht fasten wegen der zentralen Bedeutung, die die Nieren im metabolischen Fastengeschehen haben.

Schwangere und stillende Mütter sollten nicht fasten, weil die fastenbedingten Stoffwechselveränderungen dem Kind schaden könnten. Jugendliche sollten erst dann fasten, wenn sie sich eigenverantwortlich und bewußt dafür entscheiden können. Hohes Alter ist nur eine relative Kontraindikation; bei gutem Allgemeinzustand, ausreichender Hirnleistungsfähigkeit und nicht zu niedrigem Blutdruck ist Fasten durchaus möglich.

Die Methode des Buchinger-Heilfastens

»Mag die Methode bei allen Fastern dieselbe sein, meinethalben auch mit solchen Hilfsmethoden wie Wasser, Luft, Sonne, Bewegung, Ruhe, Massage, Rödern, Homöopathie und geistiger Führung: jeder Fastende ist dennoch eine Welt für sich, erlebt die Zeit des Fastens anders, zeigt andere Erscheinungen, mitunter auch andere »Krisen«, je nach Anlage, Leiden und Schicksal, und lehrt uns, daß jeder wieder besondere Ansprüche stellt und besonders angesprochen sein will.«

Wie OTTO BUCHINGER selbst in seinem Buch »Das Heilfasten«, möchten wir am Anfang dieses Kapitels hervorheben, daß jeder Mensch ein ganz eigenes Individuum mit *»Anlage, Leiden und Schicksal«* ist. Wir können und wollen zwar im folgenden die Grundzüge der BUCHINGER-Fastenmethode beschreiben, wissen aber, daß bei gleicher Grundmethode jedes Fastenerlebnis immer wieder anders ist, sowohl bei unterschiedlichen Menschen, als auch bei unterschiedlichen Fastenzeiten des gleichen Menschen, der eben nie der gleiche ist.

Abgesehen davon, daß für ein krisenfreies Fastenerlebnis die Methode richtig durchgeführt werden muß, spielen Faktoren des Inneren und Äußeren des Menschen eine Rolle, seine innere Einstellung und der äußere Rahmen.

☰ Die innere Einstellung

Es gibt viele verschiedene Motivationen und Indikationen zum Fasten: Gewicht abnehmen, entschlacken, entgiften, regenerieren, sich von einer chronischen Krankheit heilen, seelisch das eigene Selbst erfahren oder im Verzicht auf Materielles im Geistigen wachsen wollen.

Aber da gibt es auch Angst vor dem Hunger, vor dem Schlappwerden, vor der eigenen Courage, es vielleicht doch nicht durchzuhalten oder vor möglicherweise gefährlichen Nebenwirkungen durch Verunsicherungen aus Medienbeiträgen, deren Autoren aber meist nie selbst gefastet haben. Es braucht ein wenig Vertrauen zu dieser menschheitsalten Übung und die Gewißheit, daß die Natur sich regeneriert, wenn wir sie eine Zeitlang in Ruhe lassen. Es braucht auch die Kenntnis der

methodischen Notwendigkeiten und Rat und Hilfe von Fastenerfahre-
nen (Ärzt-Inn/en) bei den individuellen Schwankungen. Und es sollten
keine falschen Vorurteile da sein gegenüber einer Methode, bei der
nachweislich sich Menschen immer wieder wohler fühlen, auch wenn im
Sinne der Wissenschaft einiges durch Messungen (noch) nicht zu klären
ist, bei anderen die zahlreich vorliegenden Meßergebnisse unterschiedlich interpretiert werden.

Folgende innere Einstellung sollte ins Fasten mitgebracht werden:

— die freiwillige Bereitschaft zum Verzicht
— der Wunsch nach innerer Reinigung
— die positive Zuversicht, daß das Fasten ein großartiges Erlebnis
  ist
— die Freude auf Ruhe und Besinnung

Fasten ist viel mehr als nur eine von verschiedenen Methoden
zum Gewichtabnehmen. Fasten betrifft immer den ganzen Menschen in
seiner Einheit aus Körper, Seele und Geist. Es ist immer wieder faszinie-
rend zu beobachten, wie auch bei primär rein körperlicher Motivation
der fastende Mensch dann doch in seiner Ganzheit in Bewegung gerät
und auch im seelischen und geistigen Bereich bewegt reagiert. Darauf
ist er oft nicht vorbereitet. Dann sollten liebe, mitfühlende Menschen da
sein, bei denen er sich angenommen und verstanden und geborgen
fühlen kann.

Der äußere Rahmen

»Fasten ist nämlich seinem ganzen Wesen nach eine Sache der
Einsamkeit, eine Angelegenheit besinnlicher, seelisch-körperli-
cher Reinigung, die sich am besten in körperlicher und seelischer »Abgeschiedenheit« vollzieht... man soll nämlich »in die
Wüste gehen«. Das griechische Wort bedeutet auch Stille, Abgeschiedenheit, Einsamkeit. In dieser Abgeschiedenheit treffen
wir fast alle großen fastenden Führer der Menschheit.«

Glücklich ist der Mensch, der »*in der Wüste*«, im Abseits vom
Alltag fasten kann; er kann viel geistige Kraft sammeln, vielleicht eine

Erleuchtung, eine Offenbarung erleben. Im neuen Testament (MAT- THÄUS 4 und LUKAS 4) lesen wir, daß JESUS nach seiner Taufe und bevor er seine Jünger sammelte und sein öffentliches Wirken mit der Bergpre- digt begann, *»vom Geist in die Wüste geführt«* wurde, dort 40 Tage und 40 Nächte gefastet hat und anschließend *»erfüllt von der Kraft des Gei- stes«* der dreimaligen Versuchung des *»Teufels«* widerstehen konnte.

Je weiter abseits vom Alltag das Fasten erlebt werden kann, um so krisenfreier und schöner wird es verlaufen und um so tiefer kann es gehen.

Aber jeder macht seinen eigenen Kompromiß. Das erste Fasten- erlebnis sollte möglichst unter erfahrener Anleitung stattfinden, damit es als schönes Erlebnis auch zur Wiederholung motiviert. Solche Anlei- tung findet man in speziellen Kliniken oder Sanatorien. Mit diesen Vorerfahrungen kann man dann ein selbständiges ambulantes Fasten wagen, am Urlaubsort, in einem Kloster, oder auch zu Hause, aber möglichst ohne berufliche Verpflichtungen.

Im Tagesablauf sollte ausreichend Zeit für Bewegung und Be- sinnung sein, die beide für sich wichtige Teile des Buchinger-Heilfastens sind. Das individuelle Gleichgewicht von Bewegung und Ruhe (auch im Alltag so wichtig) beeinflußt entscheidend den Fastenverlauf. Zuviel Unruhe, zuviele Termine, zuviele Menschen verträgt das Fasten nicht. In jedem Fall sollten die »kritischen Tage«, die Tage der Umstellung und Umstimmung, das sind die ersten 3 Fastentage und die ersten 3 Tage des Aufbaus, abseits vom Alltag stattfinden.

»Die Fastenzeit soll eine Ewigkeitsminute der Stille in unserem gehetzten Leben sein.«

═══ Der Entlastungstag

Unmittelbar vor dem Fasten wird mit einem oder auch mehre- ren Entlastungstagen (Karenztagen) der Stoffwechsel vorbereitet auf die Umstellung der Ernährung von außen auf die Ernährung von innen. Dabei nehmen wir ca. 600 kal. auf, fast ausschließlich Kohlenhydrate, kein Fett und nur ganz wenig Eiweiß. In der Regel gibt es noch einmal einen ordentlichen Vitaminstoß mit dem *Obsttag* (näheres s. Rezeptteil S. 140).

Magen- und/oder Darmempfindliche machen lieber einen *Reistag* (s. S. 140). Für Diabetiker (Zuckerkranke) hat sich – wegen der langsameren Kohlenhydratresorption – am besten ein *Hafertag* (s. S. 141) bewährt.

So ein Entlastungstag hat bereits eine deutlich entwässernde Wirkung (wie das Fasten selbst) und eignet sich daher hervorragend auch im Alltag bei Lymphstauungen (meist streßbedingt), hohem Blutdruck oder Herzschwäche; ideal ist er auch zum sofortigen Ausgleich von überkalorischer Nahrungsaufnahme am Vortag.

Die Entwässerung und beginnende Stoffwechselumschaltung kann bei entsprechend empfindlichen Menschen leichte Kopfschmerzen auslösen; dann kann der Reis mit einer Prise Meersalz versetzt werden, das die Entwässerung bremst, ein zusätzlicher Magerjoghurt oder ¼ l Buttermilch helfen. Das Wichtigste ist reichliches Trinken von Wasser (evtl. ein natriumreicheres Wasser) oder Tee.

☰ Das eigentliche Fasten

Fasten ist der bewußte Verzicht auf feste Nahrung und auf Genußmittel für begrenzte Zeit.

Fasten ist Ernährung von innen.
Fasten reinigt und regeneriert.

OTTO BUCHINGER zitiert den alten GALEN: »Abstinentia totum corpus aequaliter purgat (Enthaltsamkeit reinigt den ganzen Körper gleichmäßig).«

Zum Thema Entschlackung verweisen wir auf die näheren Einzelheiten im Kapitel »Fastenwirkungen«, s. S. 33.

Im Fasten sollen alle Ausscheidungsvorgänge gefördert werden:

über	*durch*
– Durchblutungsanregung	reichlich körperliche Bewegung
– Niere	reichlich trinken
– Leber	heiße Leberpackung

– Galle, Darm	Darmentleerung alle 2 Tage
– Lunge	vertieftes Atmen durch Bewegung an frischer Luft
– Haut	regelmäßige Reinigung und Pflege

Da Ausscheidung und Regeneration im Organismus nur in Zeiten von Ruhe und Entspannung stattfinden, sind Überanstrengung und Streß hinderlich. Die starken regenerativen Kräfte im Fasten erzwingen geradezu Ruhe und Entspannung, die vegetative Gesamtumschaltung. Und das bei eher wachsender Leistungsfähigkeit.

»Wenn man nun bei einem Menschen mit dessen Zustimmung aufhört, ihm weitere Nahrung zu geben, so werden beträchtliche Energiemengen »arbeitslos«, die vorher in der Verdauung und Assimilation gebunden waren. Sie stehen zur Verfügung. Der Abbau und die Umsetzung überflüssigen Körpermaterials stellen aber ganz offenbar eine geringere Arbeit dar, als die Verarbeitung der von außen kommenden Stoffe. Denn wir beobachten nicht selten unter dem Fasten ein Wachsen der Leistungsfähigkeit.«

Entscheidend für einen krisenfreien Fastenverlauf sind also:

1. **reichliches Trinken.**
2. **ausreichende Darmentleerung.**
3. **ausreichende körperliche Bewegung.**
4. **ausreichende Ruhe und Wendung nach Innen.**

1. Das reichliche Trinken

Die Niere ist das wichtigste Ausscheidungsorgan für wasserlösliche »Schlackenstoffe« und wir sollten nicht nur im Fasten auf eine ausreichende Trinkmenge achten. Aus dem ursprünglichen Wasser-/Tee-Fasten hat OTTO BUCHINGER die mit seinem Namen verbundene Heilfasten-Methode entwickelt durch Zugabe von Vitaminen, Mineralstoffen und ca. 200 kal. (800 kJ) Kohlenhydraten.

Die klassischen Fastengetränke beim Buchinger-Heilfasten sind:

- morgens ¼ l Tee
- mittags ¼ l heiße Gemüsebrühe (s. Rezeptteil, S. 143)
- nachmittags ¼ l Tee mit 2–3 Teelöffel Honig
- abends ¼ l Fruchtsaft
- dazwischen 2 l (Mineral-)Wasser

Die Tees sind wechselnde Kräutertees, bei niedrigem Blutdruck Schwarztee, evtl. medizinische Tees, evtl. auch schon morgens mit 1–2 Teelöffel Honig, morgens zusätzlich 1–2 Zitronenschnitze gegen den oft pappigen Mundgeschmack, kleinere Mengen Zitrone sind auch als Zusatz zum Wasser erlaubt. Mineralwasser sollte natriumarm (weniger als 100 mg pro kg) sein, um die Entwässerung zu fördern. In der kalten Jahreszeit kann auch tagsüber statt Mineralwasser mehr Tee getrunken werden. In Einzelfällen ist eine geringe Eiweiß- und Kalziumzufuhr mit ¼ l Buttermilch oder 1 Magerjoghurt sinnvoll.

Alle Getränke langsam in Ruhe schluckweise trinken.

Die Trinkmenge ist ausreichend, wenn der Urin nahezu farblos ist.

Vorsicht bei empfindlichem Magen: alles Süße, also auch Honig und Fruchtsaft, aber auch saure Tees können die Magenschleimhaut reizen und zu vermehrter Säurebildung anregen. Gegebenenfalls also auf Honig verzichten und zwischendurch warmen Hafer- oder Reisschleim (s. Rezeptteil, S. 140 f) oder auch Magermilch, viel Kamillenoder Pfefferminztee, evtl. statt Fruchtsaft Gemüsesaft, Mineralwaser ohne oder mit nur wenig Kohlensäure trinken.

Über die Wichtigkeit des reichlichen Trinkens und Sinn und Wirkung der Kohlenhydratsubstitution (KH-Ersatz mit Honig und Saft) s. Kapitel »Stoffwechsel im Fasten«, S. 38 f.

2. Die ausreichende Darmentleerung

Die nicht wasserlöslichen und somit nicht nierengängigen »Schlackenstoffe« werden von der Leber mit der Galle in den Darm ausgeschieden. Eine regelmäßige Darmentleerung ist also nicht nur im Fasten sehr wichtig.

Am Beginn des Fastens
steht eine möglichst gründliche Darmreinigung. Sie ist nicht
nur der Beginn der Umschaltung auf Ausscheidung, sondern begründet
auch das bekannte Phänomen: Im Fasten besteht kein Hungergefühl,
wenn der Darm leer ist.

Umgekehrt gilt auch: wenn im Fasten körperlicher Hunger
(nicht psychischer Appetit) besteht, ist der Darm nicht ausreichend leer.

Beim BUCHINGER Heilfasten geschieht die anfängliche Darmentleerung üblicherweise durch zügiges Trinken von

40 g (2 gehäufte Eßlöffel) Glaubersalz (Natriumsulfat) in ca. ¾ l
warmem Wasser.

Der unangenehm salzige Geschmack kann durch Zusatz oder
Nachtrinken von Himbeer-, Zitronen- oder anderem Fruchtsaft- oder
-Sirup gemildert werden. Das schwer resorbierbare Salz zieht Wasser in
den Darm und macht so wäßrigen Durchfall, der etwa 1½ Stunden nach
dem Trinken beginnt und etwa 3 Stunden anhält. Reichliches Trinken
ist besonders am Glaubertag wichtig. Die erneute Entwässerung kann
bei entsprechend empfindlichen Menschen leichte Kopfschmerzen auslösen oder verschlimmern.

Kopfschmerz- und Magen-/Darm-empfindliche Menschen sollten lieber kein Glaubersalz nehmen, sondern mit mildem Sennes-Tee
oder Einläufen, evtl. anfangs tgl., den Darm entleeren und von Anfang
an für reichliche Trinkmenge sorgen. In Einzelfällen (besonders bei
chronischer Verstopfung) können Darmbäder hilfreich sein.

Auch *im weiteren Fastenverlauf sollte jeden 2. Tag eine Darmentleerung aus folgenden Gründen stattfinden:*

– Die von der Leber mit der Galle in den Darm gelangenden
Schlackenstoffe müssen regelmäßig »entsorgt« werden. Da der Darm
sich im Fasten kaum bewegt, muß nachgeholfen werden.

– Im Fasten schaltet die Darmschleimhaut von Resorption auf
Ausscheidung und Sekretion (s. Kapitel »Fastenwirkungen«, »Verschlackung und Entschlackung«, S. 35).

– Im Fasten regeneriert sich auch die Darmschleimhaut, es kommt zu einer stärker als üblichen Abschilferung von Schleimhautzellen. Bei der riesigen Oberfläche unserer Darmschleimhaut spielt dies eine erhebliche Rolle (auch normalerweise besteht die Hälfte bis ⅔ unserer Stuhlmenge aus abgeschilferten Schleimhautzellen und abgestorbenen Bakterien, die sich in ständigem Fließgleichgewicht von Sich-Vermehren und Absterben befinden). Deshalb ist der Darm bis zum letzten Fastentag nie richtig leer. Wird er im Fasten nicht entleert, kann es außer zu Hungergefühlen (s. o.) zu einer Rückresorption von Giftstoffen kommen.

Normalerweise empfiehlt BUCHINGER im Fasten an jedem 2. Tag einen Einlauf mit 1 l körperwarmem (Kamillen-)Wasser.

Der Einlauf ist die schonendste Darmreinigung und kann mit ein wenig Übung auch allein an sich selbst praktiziert werden. Er ist nicht nur ein rein mechanisches Sauberspülen, sondern wirkt über eine milde Bauchfellreizung auch auf höhere Darmabschnitte. Bei Bedarf kann der Körper sich dabei auch Wasser resorbieren. Die Einlaufflüssigkeit wird einige Minuten behalten und dann entleert.

Alternative Methoden der Darmentleerung sind etwas aggressiver und in der Wirkung im Einzelfall unvorhersehbar. Man kann jeden 2. Tag

– abends einen milden Sennes-Abführtee trinken
– morgens 1–2 Teel. Bittersalz (Magnesiumsulfat) in 1 Glas warmem Wasser trinken
– morgens 1 Glas Sauerkrautsaft trinken
– ein wenig Rizinusöl trinken

Man muß individuell die Wirkung selbst ausprobieren, wann und wie stark sie bei welcher Dosis einsetzt; Bauchkneifen ist ein Zeichen der Überdosierung.

3. Ausreichende körperliche Bewegung

Daß die körperliche Leistungsfähigkeit im Fasten nicht eingeschränkt ist, haben wir schon betont. Es gibt mehrere *Gründe* für ausreichende körperliche Bewegung:

Körperliche Bewegung verbessert die Durchblutung
gute Durchblutung ist Voraussetzung für gute Entschlackung.

Entschlackung geschieht um so gründlicher, je besser die in den Geweben entstehenden und freigesetzten Schlackenstoffe abtransportiert werden. Dieser Abtransport läuft auf dem Blutweg und um so ausgiebiger, je mehr Blut die Organe durchströmt. Also ist eine gute Entschlackung immer auf eine gute Durchblutung angewiesen.

Körperliche Bewegung schont und verbessert die Muskulatur,
im Fasten wird außer Fett in geringem Maße auch Eiweiß ab- und zu Zucker umgebaut. Das Eiweiß stammt zu einem gewissen Teil aus der Eiweißreserve in der Muskulatur. Um nicht übermäßig viel Muskel-, vor allem kein Herzmuskel-Eiweiß zu verlieren (sondern mehr das»Schlacken«-Eiweiß, s. S. 43 f, abzubauen), ist körperliche Bewegung im Fasten unerläßlich.

Körperliche Bewegung erhöht die Atmung.
Damit werden sowohl die Sauerstoffaufnahme für die Schlakkenverbrennung als auch die Abatmung von Säure gesteigert.

Körperliche Bewegung baut innere vegetative Spannung
und daraus resultierende muskuläre Verspannung *ab* und fördert so die entspannende Umstimmung im Fasten.

Körperliche Bewegung erhöht den Stoffwechsel.
Der gesamte Stoffwechsel und -umsatz wird angeregt durch körperliche Bewegung. Alle Prozesse laufen auf höherem Niveau, besonders auch die Fettverbrennung bei Übergewicht, was betont werden muß, denn:

Auch bei fehlender Bewegung nimmt man ab, aber dann vom »Mager«gewicht (Gewicht des Körpers ohne des Fettanteiles). Hierbei kommt es zu einem größeren Eiweißverlust und zu einem Abbau der Muskulatur.

Vergleichende klinisch-experimentelle Untersuchungen haben gezeigt, daß Gewichtsabnahmen dann das günstigste therapeutische Ergebnis brachten, wenn zusammen mit dem Fasten körperliches Training verbunden war. Dabei erstreckte sich der Gewichtsverlust allein auf das Fettgewebe und kaum auf die Muskulatur.

Fett braucht, um verbrannt zu werden, mehr als doppelt soviel Sauerstoff wie Kohlenhydrate und Eiweiße. Während für den Umsatz von 1 g Kohlenhydrat und Eiweiß rund 900 ccm Sauerstoff gebraucht werden, sind für die Verbrennung von 1 g Fett rund 2000 ccm Sauerstoff nötig. Dieses Mehr an Sauerstoff für die Fettverbrennung kann man nur durch ein Mehr an körperlicher Bewegung erreichen.

Körperliche Bewegung stabilisiert den Blutdruck.
Im Fasten sinkt der Blutdruck durch die entwässernde Wirkung und vegetative Umschaltung. Bewegung stabilisiert einen niedrigen Blutdruck, aber auch bei primär erhöhtem Blutdruck trägt die Bewegung langfristig zur Normalisierung bei.

Körperliche Bewegung und erhöhte Verbrennung bewirken Wärmeentwicklung.
Wegen der fehlenden Verbrennungsenergie aus den Verdauungsprozessen ist der Fastende eher kühl und muß sich warmarbeiten.

Das *Ausmaß* der körperlichen Bewegung muß dem individuellen Trainingszustand und dem Fastenstadium angepaßt werden. Besonders in der etwas anstrengenden Einfastenphase der ersten Tage darf nicht übertrieben werden. Am Morgen muß im Fasten der Kreislauf in Schwung gebracht werden mit ca. 30 Minuten Bewegung mit intermittierenden Pulswerten von über 100/Minute und ein bißchen »aktiven« Schwitzens (im Gegensatz zum passiven Schwitzen in der Sauna). Das gleiche sollte noch einmal am frühen Nachmittag erfolgen. Mit fortschreitender Fastendauer entwickelt sich geradezu ein Bedürfnis nach mehr körperlicher Bewegung und sie kann immer weiter ausgedehnt werden.

Bei dem im Fasten veränderten Stoffwechsel (s. S. 34f) sind relativ gleichbleibende längerfristige sportliche Ausdauerleistungen sehr gut möglich. Weniger gut funktioniert eine kurzfristige hohe Energiebereitstellung. Bei Überlastungen können leichte Blutunterzuckerungszustände auftreten (Schwindel, Benommenheit, Schweißausbruch), die einen extra Löffel Honig erfordern.

Die *Art* der Bewegung ist weniger wichtig, eben lieber länger und gleichmäßig als kurz und heftig. Hauptsache, es macht Spaß! Die lockergelassene, spielerisch-fröhliche Gesinnung ist wichtig, nicht verkrampft und verbissen. Lustlose oder überfordernde Bewegung bringt eher Nachteile, führt zu Verspannungen, zum Anstieg der Streßhormone und damit zum Wasserstau im Gewebe. Die Bewegung sollte nach Möglichkeit an der frischen Luft stattfinden wegen der reichlicheren Sauerstoffaufnahme. Gute Beispiele sind Gymnastik, Wandern, Schwimmen, Radfahren, Tennis und Tischtennis und andere Ballspiele und Tanzen.

4. Ausreichend Ruhe und Wendung nach Innen
Alles Zuviel ist nicht gut und es gibt auch des Guten zuviel!

Dies gilt (natürlich immer ganz individuell) auch und besonders im Fasten. Gerade das Fasten soll eine Zeit des Sich-Wohl-Fühlens sein und gerade im Fasten zeigt sich: Weniger kann mehr sein, Verzicht kann Gewinn sein. Jede persönliche Überforderung, sowohl physisch (sportlich) als auch psychisch (Überlastung, Ärger) sollen vermieden werden, schaden im Fasten. Deshalb »in die Wüste gehen«, ins Abseits vom Alltag, soweit es irgend geht. Buchinger spricht von der »klösterlichen Stille eines rechten Fastens«.

Fasten ist Regeneration und braucht Ruhe und bringt Ruhe. Und auch nur in der Ruhe, in dem zu uns selbst und in unsere Mitte finden (Meditation und Atemtherapie) wachsen unser Bewußtsein und unsere seelisch-geistigen Heil-Kräfte. Das ist das Großartige und das Ganzheitliche im Fasten, das auch OTTO BUCHINGER wußte, als er seine Methode Heilfasten nannte; während im Verzichten das Körperlich-Materielle abnimmt und sich regeneriert, spüren wir einen Hunger im seelisch-geistigen Bereich und es wächst das Bewußtsein, in dem sich unsere Gesundheit, unser Heil-Sein entscheidet. Das ist es, was alle großen geistigen Führer der Menschheit im Fasten gesucht und gefunden haben (s. auch »Die seelisch-geistige Dimension des Fastens«, S. 83).

Die Fastenwirkungen

Fasten betrifft immer den ganzen Menschen in seiner Einheit aus Körper, Seele und Geist.

In früheren Zeiten wurde das Fasten als geistig spirituelle Übung zur Stärkung der seelisch-geistigen Kräfte praktiziert, und als solche hat es auch bis heute seinen Platz in allen großen Weltreligionen, im christlichen Bereich die biblischen 40 Fastentage von Aschermittwoch bis Ostersamstag, die auch heute wieder zunehmend und durchaus in Buchingers Sinne als Zeit der Besinnung und Verzichtsübung praktiziert werden.

Parallel dazu steigt in dem Maß, in dem eine überwiegend körper- und symptombezogene Medizin sich der übergeordneten Zusammenhänge mit dem seelisch-geistigen Bereich des Menschseins bewußt wird, das Interesse am ganzheitlichen Fasten. In einer Zeit mit eher sympatikotoner Extroversion mit ihrem Zuviel und Zuschnell findet im Fasten eine innere Umschaltung statt in Richtung parasympatikotoner Introversion, und im Seelisch-Geistigen kann die Mitte wiedergefunden werden als Voraussetzung für eine gesündere Lebensweise, und in dem Erlebnis von Verzicht auf Materielles wird im Stoffwechsel Überschüssiges abgebaut im Sinne der klassischen ausleitenden Naturheilverfahren der Medizin.

Gerade in diesem ganzheitlichen Sinne ist das Fasten sowohl präventiv als auch therapeutisch nicht nur bei den verschiedenen Formen der Über- und Fehlernährung, sondern vor allem bei der großen Zahl von therapeutisch oft unbefriedigenden chronisch metabolischen und chronisch entzündlichen Erkrankungen eine großartige medizinische Ergänzung und Erweiterung.

Der seelisch-geistigen Dimension des Fastens wird in diesem Buch ein eigenes Kapitel gewidmet (s. S. 83).

Bei den körperlichen Fastenwirkungen bestehen leider – auf ärztlicher oft mehr als auf Patientenseite – noch immer große Vorurteile bezüglich ungünstiger oder sogar gefährlicher Nebenwirkungen des Fastens. Derartige Ängste sind teilweise emotional bedingt und beruhen großteils auf mangeldem Wissen um die in den letzten Jahrzehnten doch recht gut erforschten metabolischen Veränderungen im Fasten, aus denen sich anderersetis auch wichtige methodische Notwendigkeiten ergeben, deren Beachtung über einen krisenfreien Verlauf und ein gutes therapeutisches Ergebnis entscheidet.

Die körperlichen Fastenwirkungen sollen im folgenden dargelegt werden, und zwar

1. Die biochemischen Stoffwechselveränderungen.
2. Die klinisch-medizinischen Veränderungen.

Die biochemischen Stoffwechselveränderungen

Der normale Energiestoffwechsel

Zum besseren Verständnis der Stoffwechselveränderungen betrachten wir zunächst kurz die Verhältnisse außerhalb des Fastens:

Bei normalem Nahrungsangebot nimmt der Mensch (oder sollte nehmen) 55–60% der Energiemenge als Kohlenhydrate, 25–30% als Fette und 10–15% als Eiweiß zu sich. Kohlenhydrate und Fette können sich im Prinzip bezüglich der Energiegewinnung weitgehend gegenseitig vertreten. Der Kohlenhydratanteil kann auf 10% sinken, bevor Stoffwechselstörungen auftreten. Fett andererseits ist fast völlig entbehrlich, so lange für die Zufuhr der fettlöslichen Vitamine A, D, E und K und der essentiellen Fettsäuren Linol- und Linolensäure gesorgt wird.

Zusätzlich zu diesen sog. Makronährstoffen müssen dem Organismus mit der Nahrung ausreichende Mengen der sog. Mikronährstoffe, Mineralien, Vitamine und Spurenelemente zugeführt werden, die als Kofaktoren der verschiedenen biochemischen Enzymsysteme und als sog. Antioxydantien für ein geordnetes Stoffwechselgeschehen unerläßlich sind.

Wird von den Makronährstoffen mehr Energie mit der Nahrung aufgenommen, als verbraucht wird, werden die zugeführten Kohlenhydrate ganz überwiegend in Fett umgewandelt und genau wie übermäßig zugeführtes Fett in den Fettzellen gespeichert, die ihr Zellvolumen bis zum 8-fachen vergrößern können (neue zusätzliche Fettzellen werden beim Erwachsenen wahrscheinlich nicht gebildet).

Fettgewebe ist wegen seiner höheren Energiedichte (1 g Fett entspricht 9,3 Kalorien, 1 g Kohlenhydrat oder Eiweiß entspricht 4,1 Kalorien) und seines geringen Wassergehaltes die gewichtsgünstigste Energiespeicherform. Eine Deponierung von 100 Kalorien in Fettgewebe führt zu einer Gewichtszunahme von 13 g, während bei Speicherung der gleichen Kalorienmenge als Kohlenhydrat oder Eiweiß ein Gewichtszuwachs von ca. 110 g resultieren würde. Das Fettgewebe stellt also neben der mechanischen Polsterfunktion die wichtigste Energiereserve für Zeiten des Nahrungsmangels dar.

Lediglich eine relativ kleine Menge von ca. 400 g Kohlenhydraten wird in Form von Stärke (Glykogen) hauptsächlich in Muskulatur, Leber und Gehirn zur raschen Energiebereitstellung gespeichert. Eine ebenso geringe Eiweißmenge von etwa 500 g steht als rasch mobilisierbares Eiweiß in Form der Funktionsproteine mit kurzer Halbwertszeit in Leber und Verdauungstrakt zur Verfügung; eine gewisse größere Eiweißreserve mit längerer Halbwertszeit stellt das Muskeleiweiß dar.

Verschlackung und Entschlackung

Ob und in welchem Ausmaß bei qualitativer und quantitativer Fehl- und Überernährung Nahrungsbestandteile außer im Fettgewebe in nennenswertem Umfang im Organismus abgelagert bzw. gespeichert werden, ist seit Anfang der 70er Jahre Gegenstand einer heftigen kontroversen Diskussion zwischen der sog. wissenschaftlichen Schulmedizin und ganzheitlich denkender Ärzte und Fastenärzte.

Die »Schul«-Medizin hat sich in den letzten 100 Jahren vorwiegend mit den Zellen und den Körperflüssigkeiten beschäftigt (sog. Zellular- und Humoralpathologie). Im Zeitalter der Kybernetik und vernetzter Regulationssysteme ist aber in jüngerer Zeit zunehmend die Zwischenzellsubstanz (Grundsubstanz oder Matrix) in den Mittelpunkt des Interesses gerückt. Hier sind besonders die Arbeiten von A. PISCHINGER, L. WENDT und H. HEINE wichtig.

Die Grundsubstanz wird als das zentrale Regulationsgewebe angesehen. Sie verbindet alle Zellen miteinander (deswegen teilweise auch Bindegewebe genannt) und verbindet vor allem die Zellen mit den

Endaufzweigungen der Blut- und Lymphgefäße und der Nervenendigungen, über die übergeordnete Regulationsbefehle zwischen Zellen und Organen ausgetauscht werden.

Biochemisch stellt die Grundsubstanz ein Maschenwerk aus Zucker-Eiweißkomplexen (sog. Proteoglycane und Glycosaminoglycane und kollagenes Strukturglycoprotein) dar, das von den Steuerungszellen der Grundsubstanz, den Fibroblasten, gebildet wird.

Die Grundsubstanz reguliert durch ihre Zusammensetzung vor allem die Strecke zwischen den Kapillaren (Endstrombahn der Gefäße) und den Zellen. Diese Strecken bezeichnet HEINE auch als »Transitstrekke« für die Ver- und Entsorgung der Zellen und sie kann funktionell auch als »Molekularsieb« aufgefaßt werden.

Eine ebensolche Siebfunktion hat die sog. Basalmembran an der äußeren Wand der Gefäßkapillaren, die elektronenmikroskopisch aus 2 Schichten besteht, die durch die gleichen Glycoproteinsubstanzen verbunden sind, die auch die Grundsubstanz bilden.

Die neuere Forschung hat nun histologische und vor allem elektronenmikroskopische Hinweise dafür, daß bei Überernährung Kalorienüberschüsse nicht nur als Triglyceride im Fettgewebe deponiert werden, sondern daß – wenn auch mengenmäßig gering, so doch qualitativ und funktionell bedeutend – auch Kohlenhydrate und Eiweiß in Form der genannten Glycoproteinkomplexe sowohl in die Kapillarwand, nämlich intrazellulär in die Endothelzellen, als auch in die Strukturen von Basalmembran und Grundsubstanz (hier auch zusätzlich Kollagenvermehrung) eingelagert werden. Damit »verschlackt« das Molekularsieb bzw. die Transitstrecke zwischen Blutbahn und Zellen. Diese Verschlackung behindert den biochemischen Stofftransport in beiden Richtungen und beeinträchtigt die Regulationsfunktionen der Grundsubstanz inclusive ihrer Entgiftungsfähigkeit für sog. Freie Radikale.

An von uns vor und nach dem Fasten entnommenen Gewebeproben (aus der Rektumschleimhaut) konnte der Mediziner Heine elektronenmikroskopisch zeigen, wie durch Fasten an Endothel, Basalmembran und Grundsubstanz eine deutliche Normalisierung im Sinne einer Entschlackung geschieht.

Außer Überernährung gibt es aber auch weitere Gründe für »Verschlackungs«-Vorgänge. Grundsätzlich kann man mit Schlackenstoff all die Stoffe bezeichnen, die vom Organismus ausgeschieden werden müssen, da sie schädlich sind und die gesunden Funktionen behindern:

- **endogene** d.h. von innen anfallende Endprodukte von Stoffwechsel- und Oxidationsprozessen (z.B. Harnstoff, Harnsäure, Ammoniak, Bilirubin und dessen Abbauprodukte, auch Cholesterin und Gallensäuren, Immunkomplexe oder z.b. unter Virus- oder Schädigungseinflüssen fehlerhaft gebildete Stoffe).
- **exogen** von außen aufgenommene Schadstoffe (z.B. aus Nahrung, Umwelt, Medikamenten u.a., dazu gehören z.b. Konservierungsstoffe, künstliche Farb- und Aromastoffe, giftige Schwermetalle, radioaktiv veränderte Stoffe, Pestizide u.a.).

Solche Schlackenstoffe sind nach ihrem chemischen Verhalten entweder wasserlöslich, werden also vorwiegend über die Niere ausgeschieden, oder fettlöslich, können dann im Fettgewebe gespeichert und vorwiegend über Leber, Galle, Darm ausgeschieden werden.

Zum Verhalten des Darmes im Fasten schreibt BUCHINGER:

»... so nehmen wir aufgrund langjähriger Beobachtungen doch an, daß die große Aufsaugfläche des gesamten Intestinal-Tractus etwa vom 3. Fastentage ab praktisch umgeschaltet wird von Resorption auf Sekretion, nicht aber auf Sekretion des normalen Verdauungssekretes, sondern auf Absonderung einer uns z.T. noch ganz unbekannten Reihe von Abbau-Materialien, Stoffwechsel-Trümmern und Schlackenstoffen. Die Beschaffenheit, das Aussehen, der Geruch der Darmabgänge scheinen dafür zu sprechen.«

Deshalb sind reichliche Trinkmenge und Darmentleerung im Fasten wichtige Entschlackungshilfen.

Ganz grundsätzlich gehen wir mit BUCHINGER davon aus, daß im Fasten die »vis medicatrix naturae« (die Heilkraft der Natur) des HIPPOKRATES, der »Achaeus« (der innere Arzt) des PARACELSUS das Stoffwechselregime übernehmen und »in ihrer biologischen Weisheit nach dem Schädlichen, Krankhaften dann auch das Überflüssige abbaut«, Gesundes und Lebensnotwendiges aber so lange wie möglich schont. Es kann nicht oft genug betont werden, daß dieser Grundsatz aber nur für das methodisch einwandfrei durchgeführte Fasten gilt.

Wenden wir uns nun den Stoffwechselveränderungen im Fasten zu, die wissenschaftlich sehr gut erforscht sind, und zwar überwiegend in den 1960er Jahren, allerdings nicht beim 200 Kal. kohlenhydratsubstituierten Buchinger-Fasten, sondern bei Menschen unter »Nulldiät«.

Bei der Umstellung von äußerer auf innere Ernährung im Fasten geschehen eingreifende Stoffwechselveränderungen, die mit zunehmender Fastendauer entscheidende wichtige adaptive Veränderungen aufweisen.

Der Zucker- (Kohlenhydrat-) und Fett-Stoffwechsel

Zu Beginn des Fastens sind – wie gesagt – die Kohlenhydrat-Glykogenvorräte nach 1 Tag erschöpft. Ab dem 2. Fastentag muß die Energie also aus den Reservedepots bezogen werden. Sie wird jetzt ganz überwiegend durch die Verbrennung (Oxidation) von Fettsäuren gewonnen.

Es wird aber während der gesamten Fastenzeit ein niedrig normaler Blutzuckerspiegel aufrecht erhalten, d.h. es findet eine Zuckerneubildung (Gluconeogene) statt, die auf 3 Wegen läuft (s. Abb. 1 und 2):

1. Aus dem Glyzerinanteil der Triglyceride (= Neutralfette). Ein Molekül Triglycerid besteht chemisch aus der Verbindung von 1 Molekül Glycerin und 3 Molekülen Fettsäuren. Die Triglyceride stammen sowohl aus den Fettzellen als auch aus dem Blut. Das bedeutet, daß die Blutspiegel der Triglyceride in wenigen Fastentagen in den unteren Normbereich absinken, auch wenn sie am Fastenbeginn erhöht waren.
2. Aus zuckerbildenden (glucoplastischen) Aminosäuren des (Muskel-)Proteins.
3. Aus Laktat und Pyruvat der Glycolyse in den Blutzellen.

In den ersten Fastentagen kann bei entsprechenden Belastungen diese Zuckerbildung unzureichend sein und es kann zu subjektiv meist nicht dramatischen Erniedrigungen des Blutzuckerspiegels kommen, bis sich ein neues Stoffwechselgleichgewicht einstellt. Diesem Problem hat BUCHINGER in der von ihm entwickelten Fastenmethode intuitiv abgeholfen, indem er dem ursprünglichen Tee-/Wasserfasten 200 Kal. Kohlenhydrate in Form von Honig und Fruchtsaft zugibt. Bei entsprechender körperlicher Anstrengung ist im Fasten auch eine zusätzliche Portion Honig erlaubt.

Bei Patienten mit einer Zuckerkrankheit (Diabetes mellitus) verzichten wir im Fasten natürlich in der Regel auf diese Kohlenhydratzusätze und geben evtl. nur ein bißchen Haferschleim.

Es gibt zwei Arten von Zuckerkrankheit:

Beim Typ I oder Jugenddiabetes (ca. 5%) bildet die Bauchspeicheldrüse zuwenig oder gar kein Insulin, so daß dies durch Spritzen dem Organismus zugeführt werden muß; diese Störung ist unheilbar. Das Fasten kann hier nur eine Stoffwechselverbesserung bringen, wenn die Störung mit Übergewicht oder metabolischem Syndrom kombiniert ist. Meist sind diese Patienten aber normalgewichtig.

Beim Typ II oder Erwachsenendiabetes (ca. 95%) bildet die Bauchspeicheldrüse in der Regel ausreichend oder sogar mehr Insulin, dies kann den Zucker aber nicht ausreichend aus dem Blut abtransportieren, weil durch gleichzeitig bestehendes Übergewicht die Insulinrezeptoren der Fettzellen nicht mehr ausreichend funktionieren.

Die Überproduktion von Insulin bei gleichzeitigem Mangel an körperlicher Bewegung spielen auch die zentrale Rolle bei dem sog. Metabolischen Syndrom und haben auch eine Beziehung zu erhöhtem Blutdruck. Diese Störungen lassen sich im Fasten durch Gewichtsnormalisierung vollständig heilen. Diese Patientengruppe braucht im Fasten keinerlei blutzuckersenkende Mittel.

Am Fastenbeginn werden täglich ca. 180 g Glukose (ca. 730 Kalorien, s. Abb. 1) über die Gluconeogenese gebildet. Die benötigte Energie dafür wird direkt der Umwandlung von ca. 40 g freien Fettsäuren in ca. 60 g Ketonkörper entnommen. Die gebildete Glukose ist das

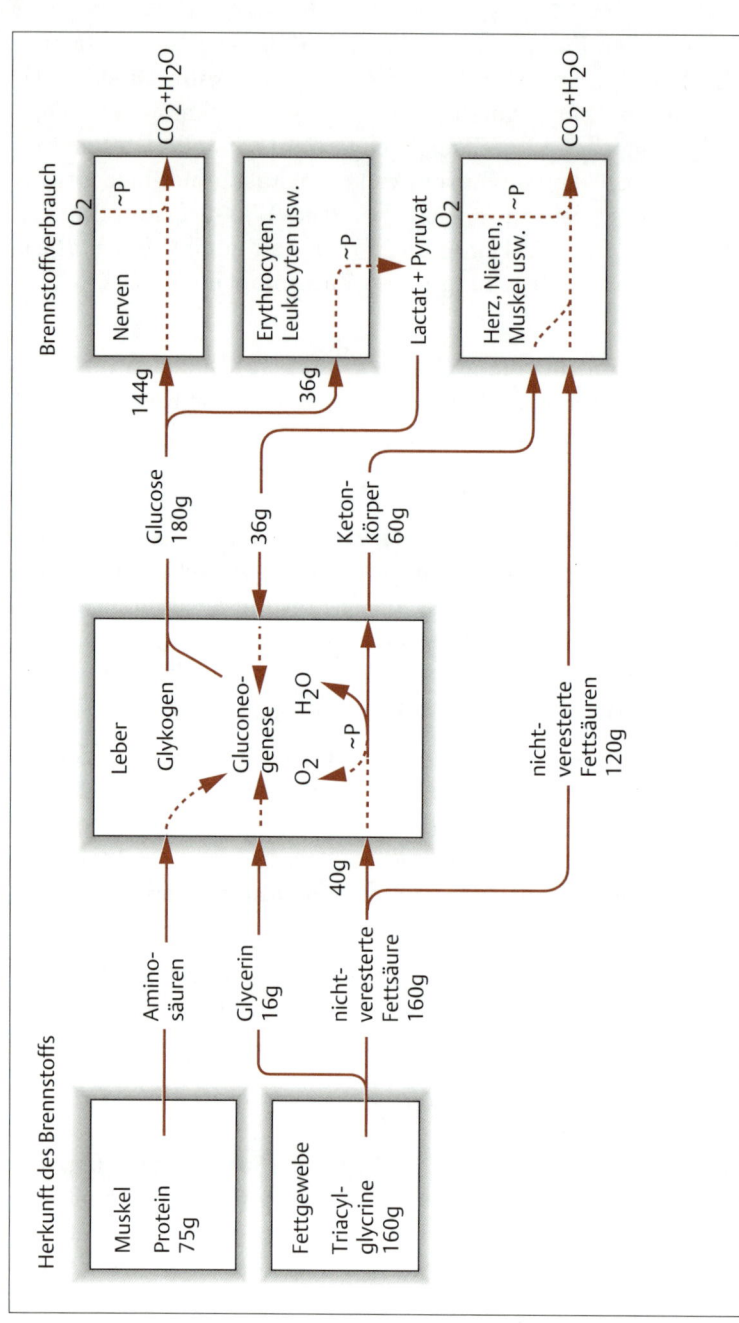

Abb. 1   Herkunft, Umwandlung und Verbrauch von Nährstoffen (bezogen auf einen Energieumsatz von 7,56 MJ [1800kcal]/24 Std.) beim fastenden, stoffwechselgesunden Menschen. Muskel- und Fettgewebe stellen die beiden Quellen der Substrate dar, die von Nerven, Erythrozyten, Leukozyten (Glukose) und dem Rest des Organismus wie Herz, Nieren und Skelettmuskel (Fettsäuren, Ketonkörper) verbraucht werden.
~ stellt die ATP-Bildung dar (nach Cahill. 1970).

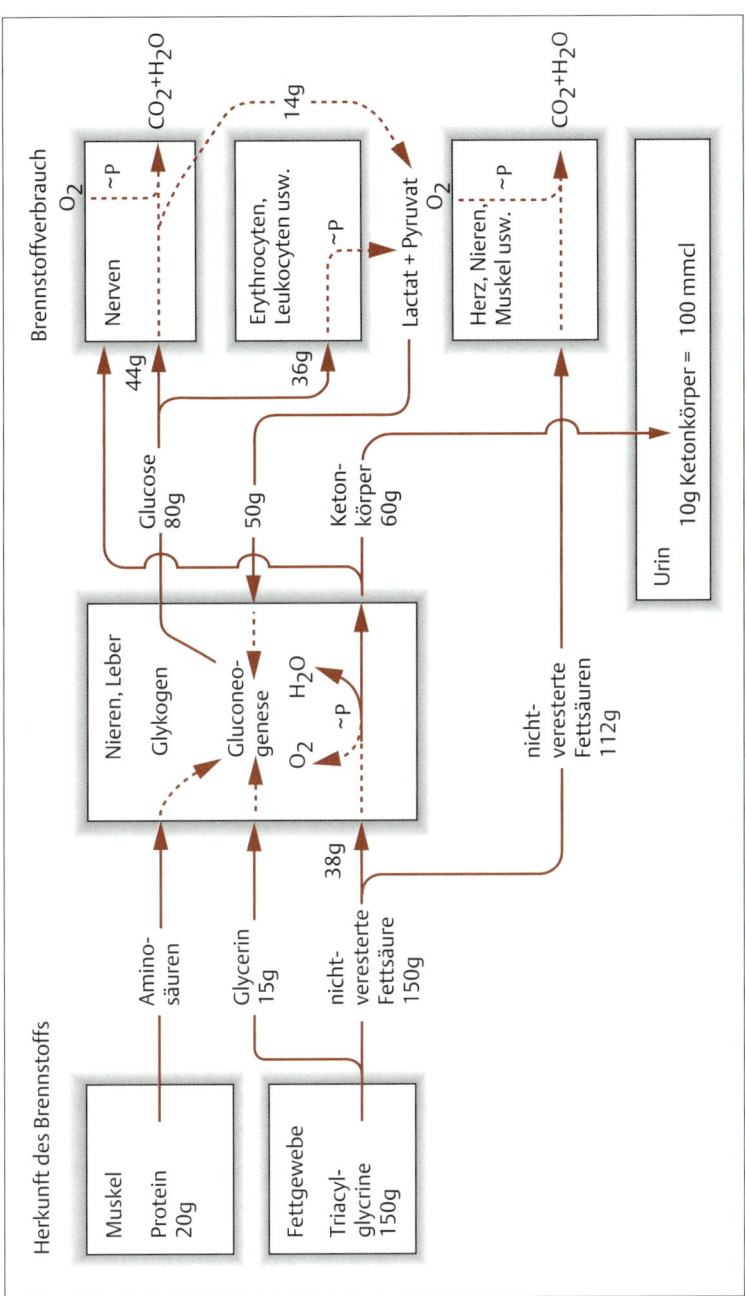

Abb. 2   Bei mehrwöchigem Fasten sinkt der Energiebedarf auf etwa 6,3 MJ (1500 kcal) / 24 Std., wobei vorwiegend die Glukoneogenese aus Aminosäuren eingeschränkt wird. Das Nervensystem gewinnt die Fähigkeit zur Verwertung von Ketonkörpern (nach Cahill, 1970).

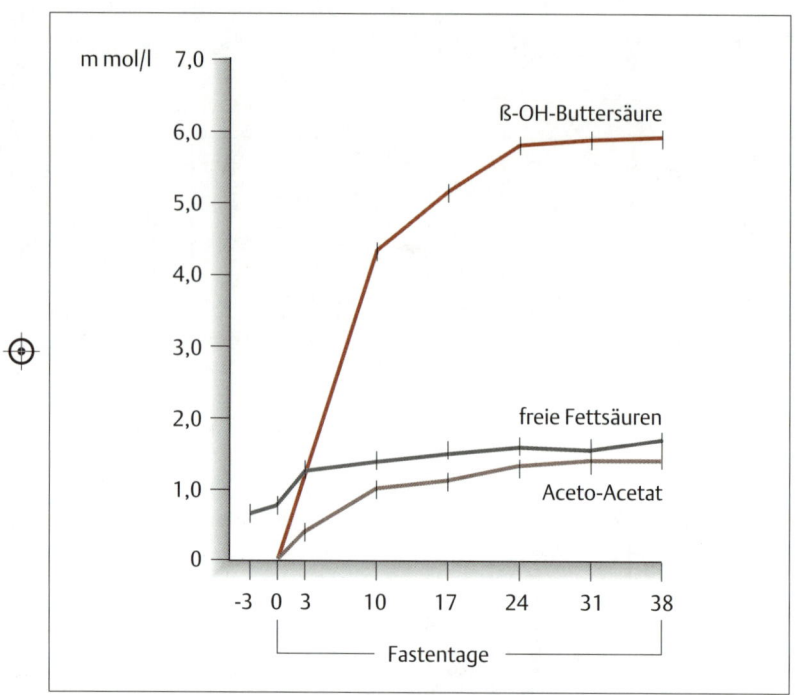

Abb. 3   Konzentration von β-OH-Buttersäure, freien Fettsäuren und Aceto-Acetat im Fastenverlauf (n = 11) (nach O. E. Owen et al., 1969).

Energiesubstrat für Nerven und Blutzellen, während die übrigen Körperzellen bereits zu Fastenbeginn als Energiesubstrat freie Fettsäuren
und Ketonkörper verwenden. Die Ketonkörper entstehen aus dem End-
produkt des Fettsäureabbaus, der Essigsäure. Diese fällt im Fasten in
derartigen Mengen an, daß die Kapazität des Zitratzyklus, in den sie
normalerweise eingeschleust wird, überfordert ist. Aus der überschüssi-
gen Essigsäure werden die Ketosäuren Acetessigsäure und besonders
Beta-Hydroxybuttersäure gebildet, deren Plasmaspiegel im Fastenverlauf die Abb. 3 zeigt. Die Acetessigsäure wird z. T. selbst oder als Abbauprodukt Aceton im Urin ausgeschieden.

Diese Stoffwechselsituation stellt den Organismus im Fasten theoretisch vor zwei große Aufgaben:

1. Der hohe Verbrauch von Eiweiß für die Glukoneogenese muß reduziert werden.
2. Der große Anteil von Ketosäuren im Sinne einer Ketoazidose muß gepuffert und ausgeschieden werden.

Zur Lösung dieser Probleme entwickeln sich nur im weiteren Fastenverlauf entscheidende Adaptations- und Kompensationsmechanismen.

Glukose- und Eiweißeinsparung

Es erfolgt eine Glukoseeinsparung und damit über die Abnahme der Glukoneogenese aus Eiweiß auch eine Eiweißeinsparung, indem zunehmend auch die Nervenzellen »lernen«, statt der aus kostbarem Eiweiß zu bildenden Glukose direkt die aus der Fettsäureverbrennung entstehenden Fettsäuren als Energiequelle zur Oxidation heranzuziehen. Der Glukoseanteil des Energieverbrauchs im Gehirn geht von ursprünglich 100% auf 25% zurück und es wird zu 55% die in hohem Maß anfallende Beta-Hydroxybuttersäure und zu 10% die Acetessigsäure zur Energiegewinnung herangezogen (s. Abb. 4). Damit kann die täglich gebildete Glukosemenge von anfangs 180 g (s. Abb. 1) auf schließlich 80 g ab der 5. Fastenwoche gesenkt werden (Abb. 2).

Auf diese Weise wird zunehmend Eiweiß eingespart und der tägliche Eiweißkatabolismus fällt von ca. 80 g am 1. Fastentag sehr rasch bereits nach 1 Woche auf 40 g ab und geht dann weiter langsamer aber kontinuierlich zurück (s. Abb. 5), was sich rechnerisch aus der Abnahme der negativen Stickstoffbilanzen (1 g N entspricht 6,25 g Protein) ergibt.

=== Die Eiweißfrage

Über die Frage, woher der Organismus das Eiweiß zur Glukoneogenese im einzelnen nimmt, müssen wir ehrlicherweise z. Zt. noch spekulieren. Wir gehen allerdings mit OTTO BUCHINGER – wie bereits gesagt – davon aus, daß der Organismus zunächst das Schädliche,

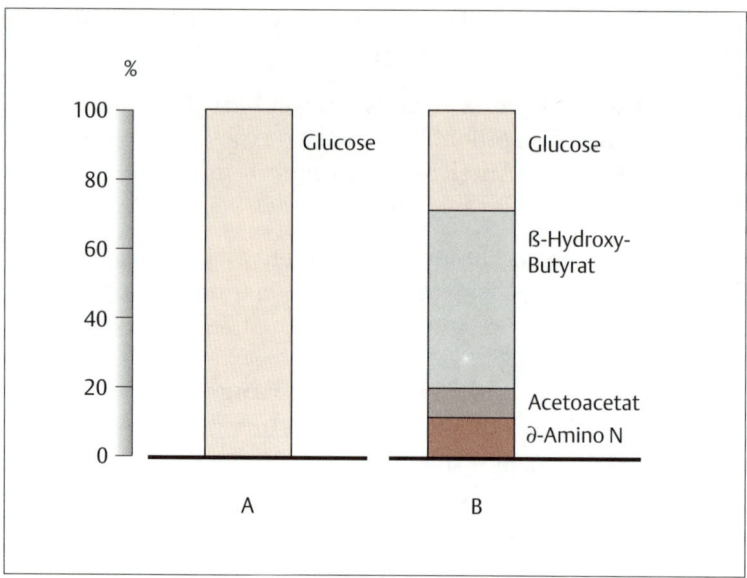

Abb. 4   Substrate des Sauerstoffverbrauchs des menschlichen Gehirns nüchtern (A) und 38 bis 41 Tage nach totalem Fasten (B) (nach Cahill u. Mitarb., 1968).

Krankhafte und dann das Überflüssige abbaut, das Gesunde so lange wie möglich schont. Im Zusammenhang mit dem Eiweiß hat LÜTZNER dafür den Begriff des »selektiven Eiweißkatabolismus« geprägt (s. auch »Verschlackung und Entschlackung«, S. 35).

Gerade der hohe Eiweißkatabolismus zu Fastenbeginn wird wohl hauptsächlich solche Proteine betreffen, die durch den Wegfall der Verdauungsarbeit ohnehin »übrig« sind. Diese entstammen besonders dem Verdauungstrakt mit seiner großen Oberfläche und den Verdauungsdrüsen, die im Fasten zunehmend gering atrophieren.

Aber eine 3-Methyl-Histidin-Ausscheidung im Urin zeigt auch einen gewissen Abbau von Muskelprotein an. Dieses hat im menschlichen Organismus auch die Funktion einer physiologischen Eiweißreserve. Es ist z. B. von der Ökonomie der Zugvögel bekannt, daß mit Abnahme der Fettspeicher auch Muskulatur als überflüssig abgebaut wird. Auch beim Menschen haben die Fettreicheren eine größere Muskelmas-

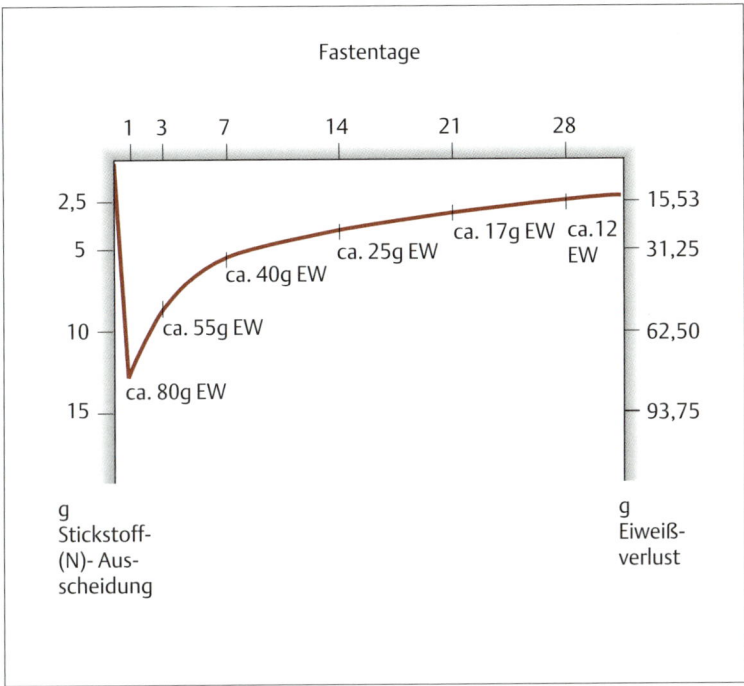

Abb. 5   Tägliche Stickstoffausscheidung und Eiweiß-Verlust im Fastenverlauf
(modifiziert nach Wechsler).

se, und beides wird im Fasten vermindert, weil bei weniger Fettmasse auch weniger Muskulatur notwendig ist. Zusätzlich denken wir natürlich auch an das in Basalmembran und Grundsubstanz abgelagerte Schlackeneinweiß.

Der Eiweißkatabolismus läßt sich im Fasten weiter senken durch Substitution von Glukose (im Buchinger Heilfasten mit Honig und Fruchtsaft) oder von Eiweiß in Form von fettarmen Milchprodukten (¼ l Buttermilch oder Magermilch enthalten z. B. etwa 10 g Eiweiß).

Insgesamt macht der Eiweißanteil am täglichen Gesamtenergieumsatz im Fasten nach 1 Woche ca. 8%, nach 4 Wochen nur noch ca. 2% aus. Der ganz überwiegende Energielieferant ist von Anfang an das Fettgewebe (s. Abb. 6).

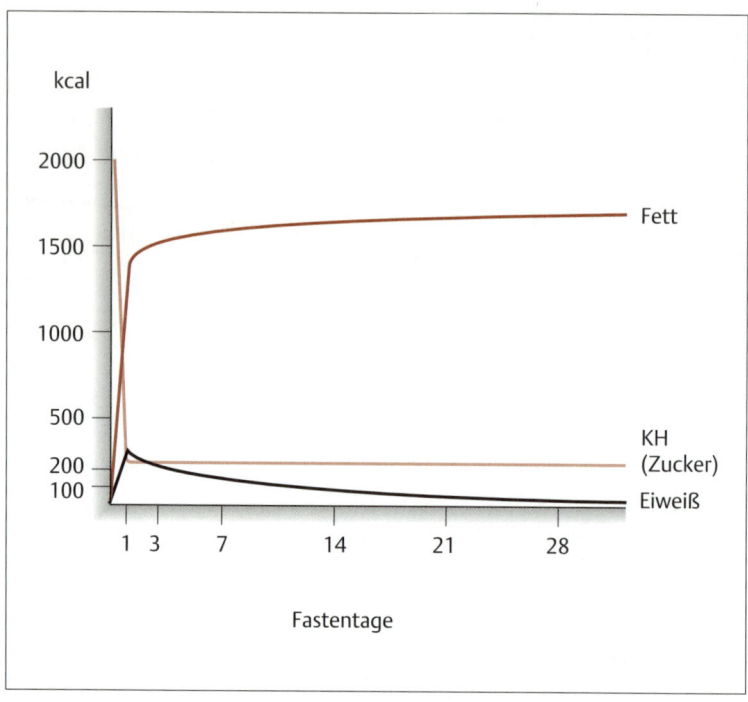

Abb. 6   Energiegewinnung im Buchinger-Heilfasten (mit 250 kcal KH-Substitution) bei einem angenommen Tagesverbrauch von 2000 kcal (modifiziert nach Fahrner).

Den Skeptikern gegenüber dem Eiweißabbau sei jedenfalls gesagt, daß die fastenden Menschen nach kurzer etwa 2–3tägiger »Umschalt-« bzw. Einfastenphase sich von Tag zu Tag klinisch körperlich und geistig zunehmend wohlfühlen, und daß das 2–4wöchige Fasten, wie die große Mehrheit es macht, so gut wie nie als gefährlich erlebt wird.

Laborchemische Messungen der verschiedenen wichtigen Eiweißfraktionen im Blut haben jedenfalls wiederholt (auch in jüngster Zeit durch uns selbst) ergeben, daß über eine Fastenzeit von 3–4 Wochen ohne Eiweißsubstitution kein Abfall in den pathologischen Bereich stattfindet. Dies gilt sowohl für die Gesamteiweißmenge, als auch für die Untergruppen des Albumins und der verschiedenen Globuline einschließlich aller Immunglobuline (s. »Das Immunsystem«, S. 67).

Außerdem zeigt sich nach dem Fasten durch eine deutlich positive Stickstoffbilanz, daß der Körper das mit der Nahrung wieder zugeführte Eiweiß bei sich behält, um die für die wiedereinsetzende Verdauung notwendigen Funktionseiweiße und evtl. verlorene Struktureiweiße wieder rasch zu regenerieren.

Daß auch ein gesunder, nicht übergewichtiger Mensch die in der Bibel mehrfach erwähnten 40 Tage fasten kann, soll folgendes Rechenbeispiel (nach Fahrner) am Normalgewichtigen zeigen.

Gesamtkohlenhydrate	0,4 kg	
davon entbehrlich	0,4 kg × 4,1 =	1 640 kal.
Gesamtkörperfett	15,0 kg	
davon entbehrlich	10,0 kg × 9,3 =	93 000 kal.
Gesamtkörpereiweiß	6,0 kg	
davon entbehrlich	2,5 kg × 4,1 =	10 250 kal.
	zusammen	104 890 kal.

Bei 40 Tagen (entsprechend 6 Wochen) Fasten stünden damit täglich 104 890:40 = ca. 2600 Kal. zur Verfügung.

Bei Fastenzeiten über 40 Tage hinaus kann es allerdings Probleme geben, besonders bei ungenügendem Muskeltraining. Von Hungerstreikenden in der Regel Normalgewichtigen wird z. B. übereinstimmend berichtet, daß der Tod nach 60–80 Tagen eintritt. Aus den USA sind Ende der 70er Jahre Todesfälle an Herzmuskelkomplikationen bei Übergewichtigen mitgeteilt worden, die mit einer Collagen-Eiweißsubstituierten niedrig-kalorischen »Formeldiät« zwischen 2 Monaten (60 Tage) und 8 Monaten gefastet haben, wobei auch in dieser Mitteilung keine Angaben über körperliches Training gemacht werden.

Es besteht die Empfehlung, ab der 7. Fastenwoche (nach 40 Tagen) regelmäßige Kontrollen des Elektrokardiogramms mit Rhythmusstreifen durchzuführen. (Näheres s. »Herz, Kreislauf und Blutdruck«, S. 62.) Vorsicht und verstärkte Aufmerksamkeit sind geboten, wenn gering oder mäßig Übergewichtige mehr als 15%, deutlich Übergewichtige mehr als 30% ihres Ausgangsgewichtes durch Fasten abgenommen haben.

Über eine evtl. Substitution von Eiweiß oder auch von zusätzlichen Kohlenhydraten oder essentiellen Fettsäuren oder Vitaminen und Spurenelementen bei längeren Fastenzeiten wird im Einzelfall der Fastenarzt ebenso entscheiden wie über die Dauer des Fastens. In unserer Klinik und von anderen sind extrem adipöse Patienten über komplikationslose Fastenzeiten bis zu 180 Tagen geführt worden; der (eher traurige) »Rekord« soll in den USA bei 249 Tagen liegen.

═══ Kompensation der Übersäuerung (Acidose)

Der zweite wichtige Adaptationsmechanismus im Fasten betrifft die Kompensation der Übersäuerung durch die genannten Ketosäuren. Für die biochemischen Reaktionen im menschlichen Stoffwechsel ist es ganz wichtig, daß der Säure-(pH)-Wert der extrazellulären Flüssigkeit in engen Grenzen konstant bleibt. Der menschliche Organismus verfügt deshalb über eine große sogenannte Pufferkapazität, um anfallende Säure z. B. auch aus der Nahrung abzupuffern, d. h. zu neutralisieren, bis die Niere die überschüssige Säure ausscheidet. Die Niere ist das zentrale Steuerorgan für die Säure-(H-Ionen)-Ausscheidung. Deshalb setzt Fasten einerseits eine uneingeschränkt intakte Nierenfunktion voraus und andererseits ist im Fasten eine große Trinkmenge für die ausreichende Säureausscheidung dringend erforderlich. Entsprechende Messungen zeigen, daß im Fasten der pH-Wert des Blutes im Normbereich bleibt, während der Urin stark sauer ist.

Es konnte gezeigt werden, daß im Fasten die abnehmende Glukoneogenese aus Eiweiß von der Leber in die Niere verlagert wird (Nachweis durch kontinuierlichen Abfall der für die Glukoneogenese wichtigsten Aminosäure Alanin in der Leber und durch In-Vitro-Nierenschnitte). In den Nieren wird bei der Desaminierung der Aminosäuren Ammoniak (NH_3) gebildet, das H^+-Ionen zu $NH4^+$ binden kann und dessen Ausscheidung auf das 10fache gesteigert werden kann. Die Ausscheidung von Ammoniak als Hauptmetabolit der Stickstoffausscheidung im Urin steigt im Fasten kontinuierlich an, während die Harnstoffausscheidung in dem gleichen Maße wie die Gesamtstickstoffausscheidung als Ausdruck der abnehmenden Glukoneogenese abnimmt (s. Abb. 7).

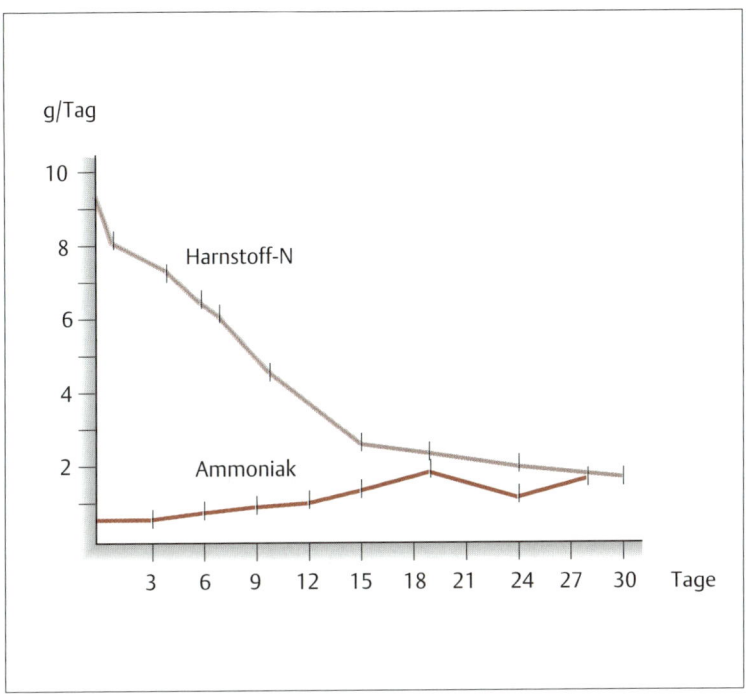

Abb. 7   Einfluß kompletten Fastens auf die Harnstoff-Stickstoff- und Ammoniak-Ausscheidung im Harn.

Die Ausscheidung von Kreatinin (aus der Muskulatur) bleibt im Fasten konstant. Die Harnsäureausscheidung (aus den Nukleinsäuren) ist gering vermindert (s. unten).

Die durch die Ammoniakbildung erhöhte Säureausscheidungskapazität der Nieren und die oben erwähnte zunehmende Ketosäureverwertung in den Nervenzellen bilden zusammen den wichtigsten Kompensationsmechanismus gegen die Ketoacidose im Fasten. So bleiben die Werte für pH, aktuelles pCO_2 und Standardbikarbonat im Blut während der Fastenzeit konstant.

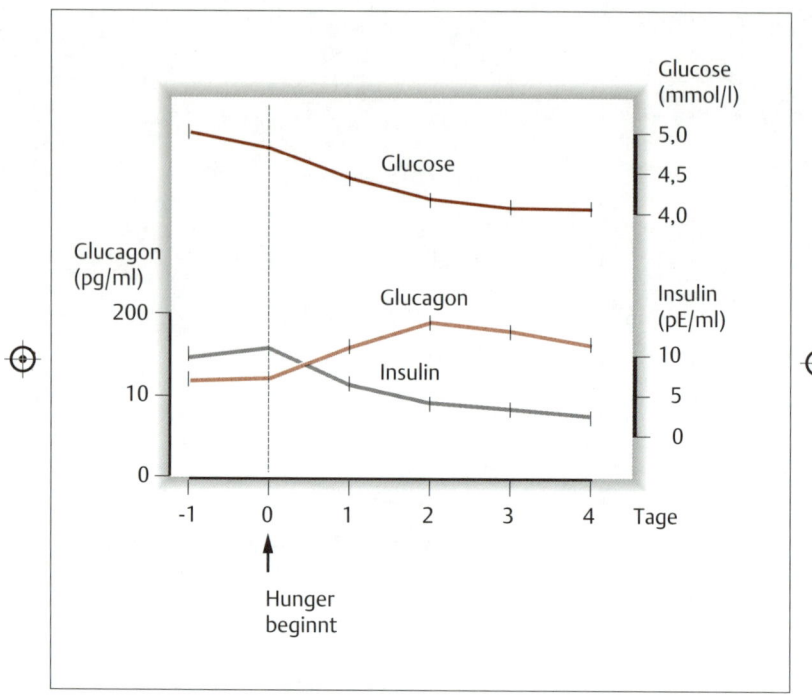

Abb. 8   Mittlere Glukagon-, Insulin- und Glukosekonzentrationen (am Morgen bestimmt) vor und während 3tägigen totalen Fastens (nach Unger, 1971).

Die Begründung dafür, daß die Ketoacidose im Fasten nicht zu einer ähnlich bedrohlichen Dekompensation wie bei der diabetischen Ketoacidose führt, liegt darin, daß im Fasten bei niedrigen Blutzucker- und Insulinspiegeln die Glucagonsynthese im Pankreas stimuliert wird. Glucagon »managt« die Lipolyse und Gluconeogenese und die erwähnten Adaptationsmechanismen im Fasten (s. Abb. 8). Bei insulinpflichtigen Diabetikern muß daher im Fasten eine übermäßige Insulinzufuhr unbedingt vermieden werden, in der Regel kann beim Typ-II-Diabetes das Insulin rasch ausschleichend abgesetzt werden.

Eine weitere Möglichkeit des menschlichen Organismus, Säure loszuwerden, besteht darin, vermehrt Kohlensäure (= Kohlendioxid plus Wasser) über die Lungen abzuatmen. Entsprechend ist besonders in den ersten Fastentagen die Atmung vertieft.

Gelegentlich in der Einfastenphase auftretende Kopf- und Muskelbeschwerden sind außer durch die Entwässerung auch durch die Säureüberflutung mitbedingt; Säure macht ein »Kater«-Gefühl. Die Therapie ist also reichliches Trinken und vertieftes Atmen, evtl. Gabe von Basenpulver. Zuviel körperliche Bewegung ist in dieser Phase eher ungünstig, da sonst durch Milchsäure-(Lactat-)Entstehung in der Muskulatur (Muskelkater) die Säurebelastung eher zunimmt. In der Regel stellt sich am 3.–4. Fastentag dann ein neues Gleichgewicht ein.

In ganz seltenen Fällen reicht im Fasten bei Menschen, die wegen sehr starken Übergewichts sehr viel Säure produzieren oder solchen, die wenig trinken, die Säureausscheidung über Niere und Lungen nicht aus, sie scheiden dann Säure auch über die Magen-Darmschleimhaut und gelegentlich auch über die Haut aus (s. S. 70).

═ Die Harnsäure

bedarf einer kurzen besonderen Erwähnung.

Erhöhte Harnsäure im Blut und Gewebe verursacht Gelenkbeschwerden und Gicht. Harnsäure ist das Endabbauprodukt der Nukleinsäuren, die überwiegend in den Zellkernen lokalisiert sind und beim Zelluntergang frei werden. In der Leber werden sie zu Harnsäure abgebaut, die mit dem Blut zur Niere gelangt und dort ausgeschieden wird. Menschen mit hohem Verzehr von tierischen Zellen (Fleisch und Wurst) haben eine erhöhte Harnsäurebelastung.

Im Fasten muß die Niere, wie oben erwähnt, vermehrt Säuren aus dem Fettabbau ausscheiden. Die aktive Sekretion von Harnsäure durch die Tubuluszellen der Niere wird aber durch die Anreicherung von Ketosäuren gehemmt (wie sie auch analog bei vermehrtem Alkoholkonsum gehemmt wird und vermehrter Alkoholgenuß deswegen zu einer Harnsäure-Erhöhung führt). Diese Ausscheidungshemmung für Harnsäure bewirkt, daß diese im Fasten immer mehr oder weniger im Blut ansteigt, und zwar umso mehr, je stärker das bestehende Übergewicht ist.

Wegen der relativ schlechten Löslichkeit der Harnsäure kann es bei stärkerer Erhöhung zur Bildung von Kristallen kommen, die bei entsprechender Disposition in Gelenken eine Gicht oder in den Nieren eine Steinbildung bewirken können. Verhindert werden muß diese Komplikation durch reichliches Trinken.

Bei Menschen, die bereits vor dem Fastenbeginn erhöhte Harnsäurewerte im Blut aufweisen, (häufig bei Übergewicht mit hohem Fleisch- und Wurstverzehr und Alkoholkonsum), muß im Fasten die Harnsäurebildung durch ein Medikament (Allopurinol) vermindert werden, wonach dann eine ungefährliche Vorstufe der Harnsäure ausgeschieden wird.

Kohlenhydrate, Eiweiße und Fette werden als **Makro**nährstoffe bezeichnet. Im folgenden nun ein Blick auf die sog. **Mikro**nährstoffe, Mineralien, Vitamine und Spurenelemente, die der menschliche Organismus nur in geringeren Mengen braucht, die aber qualitativ äußerst wichtig sind und zunehmend erforscht werden.

=== Der Mineral- und Wasserhaushalt

Ebenso wie der Organismus mit zunehmendem Fasten seine Eiweißvorräte einspart, reduziert er auch die Mineralausscheidung auf ein Minimum und hält die Blutspiegel der Mineralien auch bei längeren Fastenzeiten im Normbereich.

Der Mineralhaushalt von Natrium, Kalium und Magnesium wird hauptsächlich über die Niere in Zusammenarbeit mit Hormonen der Nebennierenrinde reguliert.

Hauptverantwortlich für den Wasserhaushalt und Hauptvertreter des extrazellulären Raumes ist das **Natrium**. Die Urinausscheidung von Natrium geht innerhalb der ersten 3 Fastentage auf ca. 20% des Ausgangswertes zurück. Mit der anfänglich starken Natriumausscheidung bei nur geringer Zufuhr kommt es in den ersten Fastentagen zu einer starken Abnahme des extrazellulären Flüssigkeitsvolumens, d.h. zu einer starken Entwässerung, die besonders ausgeprägt ist bei Menschen, die sehr salzig zu essen gewohnt sind (Salz ist Natriumchlorid). Diese Entwässerung ist auch verständliche Begleiterscheinung der relativen Trockenlegung des gesamten Verdauungstraktes. Die gesamte extrazelluläre Flüssigkeitsmenge geht um ca. 20% zurück (s. »Herz-Kreislauf und Blutdruck«, S. 62).

Um kritische Blutdruckabfälle oder Mineralstörungen zu vermeiden, müssen im Fasten unbedingt alle Entwässerungsmittel abgesetzt werden. Sind solche auch in blutdrucksenkenden Medikamenten enthalten, muß die Medikation umgestellt werden. Patienten, die vor dem Fasten Entwässerungsmittel eingenommen haben, haben meistens nach der anfänglichen Entwässerung für einige Tage einen Stillstand der Gewichtsabnahme (s. »Gewichtsabnahme«, S. 72 f) durch vorübergehende Wasserretention (Stau).

Die anfängliche Entwässerung ist auch Hauptursache der gelegentlich auftretenden leichten Kopfschmerzen am 1. Fastentag. Ganz selten auftretende Sehstörungen sind bedingt durch die Entwässerung in den Augen, wobei nach wenigen Tagen eine Anpassung an die neue Situation erfolgt.

Die wichtigsten intrazellulären Ionen **Kalium** und **Magnesium** werden im Fasten ebenfalls um etwa 75% weniger als normalerweise im Urin ausgeschieden. Für diese Mineralien reicht daher in der Regel der relativ geringe Mineralgehalt des Wassers zur Substitution aus. Den Mineralgehalt der BUCHINGER Fastengetränke zeigt die folgende Tabelle:

Fastengetränke

		K	Mg	Kal
Mineralwasser (je nach Quelle)	2 l	0,1	2,7	3,8
Tee	0,5 l	2,2	0,5	1,0
+ Honig	10 g	1,3	0,1	0,1
Gemüsebrühe	0,25 l	4,7	0,8	0,3
Fruchtsaft	0,25 l	9,2	0,7	0,4
Summe (mmol)		17,5	4,8	5,8
Tagesbedarf (mmol) *ohne* Fasten		50–70	10–15	12–17

Die Tabelle zeigt im Vergleich den Tagesbedarf außerhalb des Fastens, wobei wir bei der auf etwa ¼ reduzierten Urinausscheidung auch mit einem entsprechend stark reduzierten Tagesbedarf während des Fastens rechnen können.

Lediglich bei Patienten mit klinischen oder laborchemischen Zeichen eines Kalium- oder Magnesiummangels muß dieser Mangel entsprechend ausgeglichen werden. Dies sind vor allem die Patienten, die durch Einnahme von Abführmitteln und/oder Entwässerungsmitteln vermehrt Kalium und Magnesium verlieren. Da diese beiden Mineralien, wie gesagt, hauptsächlich intrazellulär vorhanden sind, erlaubt ihre Bestimmung im Blut (= extrazelluläre Flüssigkeit) meist keine ausreichend genaue Beurteilung.

Kalium ist in der pflanzlichen Nahrung und damit auch in der Gemüsebrühe und im Fruchtsaft beim BUCHINGER-Fasten ausreichend vorhanden. Magnesium nehmen wir hauptsächlich mit dem Trinkwasser zu uns, außerhalb des Fastens auch mit Getreide, Nüssen und Mandeln.

Da Magnesium Cofaktor von 300 verschiedenen Enzymen im menschlichen Stoffwechsel ist, wird es bei erhöhtem Stoffwechsel (bei Streß, aber auch bei Leistungssport) vermehrt verbraucht und muß entsprechend vermehrt zugeführt werden. Unsere Böden und damit auch die Nahrung und die Trinkwasserquellen sollen in den letzten Jahren zunehmend an Magnesium und Zink verarmen.

Klinisch bestehen bei vielen Patienten latente Magnesiummangelzeichen, klassischerweise nächtliche Wadenkrämpfe und häufig vermehrte Neigung zu Herzrhythmusstörungen. Die Zugabe von Magnesium verbessert z. B. alle Funktionen des sympathikoton überbetonten vegetativen Nervensystems (s. S. 71). Intrazellulärer Kalium- und Magnesiummangel begünstigen am Herzen die Entstehung von Rhythmusstörungen, ihre Substitution kann sogar beim akuten Herzinfarkt das Auftreten von Herzrhythmusstörungen deutlich vermindern. Magnesium hat außerdem als sog. physiologischer Kalziumantagonist günstige Wirkungen auf Herz, Gefäße und Blutdruck (s. S. 63). Bei streßbedingt erhöhtem Blutdruck und Herzbeschwerden, besonders bei Herzrhythmusstörungen, sollte daher auch im Fasten reichlich Magnesium substituiert werden.

In jüngster Zeit gewinnt auch **Zink** als wichtiger Cofaktor von etwa 70 Enzymsystemen im menschlichen Organismus zunehmend an Bedeutung. Zink soll ähnlich wie Magnesium in Böden, Nahrung und Trinkwasser zunehmend verarmen. Vor allem bei allen Krankheiten der Haut (besonders Akne) und der Hautanhangsorgane (Nägel, Haare) soll Zink ebenso substituiert werden wie zur Verbesserung des Immunsystems bei chronisch entzündlichen Erkrankungen (gemeinsam mit Magnesium; beide, Zink und Magnesium, kommen in der Nahrung besonders in Nüssen und Getreide vor.)

Der **Kalzium**haushalt des menschlichen Organismus wird über den riesigen Kalziumvorrat in den Knochen unter Einfluß von Vitamin D und dem Nebenschilddrüsenhormon reguliert.

Die Kalziumausscheidung im Urin steigt in den ersten Fastentagen geringfügig an, um anschließend auf den Ausgangswert zurückzukehren. Im Verhältnis zu dem großen Kalziumvorrat in den Knochen ist die geringe Kalziumausscheidung im Urin bedeutungslos, so daß allgemein auch bei längeren Fastenzeiten eine Kalziumgabe nicht erforderlich ist; bei älteren Menschen und besonders bei Frauen nach der Menopause ist sie aber empfehlenswert.

Bezüglich anderer Mineralien und auch der Spurenelemente gibt es bisher ebenfalls keinerlei Hinweise, daß auch bei längeren Fastenzeiten eine über den Gehalt im Mineralwasser hinausgehende zusätzliche Einnahme erforderlich ist. Die Blutspiegel von *Eisen, Kupfer, Zink* und *Selen* bleiben nach unseren eigenen Messungen nach 3wöchigem BUCHINGER-Fasten im Normbereich.

Das Spurenelement **Selen** (besonders reichlich in Nüssen und in Bierhefe) gewinnt wegen seiner antioxidativen Schutzwirkung zusammen mit den Vitaminen A, E und C zunehmend Bedeutung. Diese sog. Antioxidantien neutralisieren mögliche ungünstige Auswirkungen der im Stoffwechsel entstehenden sog. Freien Radikale; diese sollen bei ungenügender Neutralisierung eine immunsystemschädigende Wirkung haben. – Wir substituieren die Antioxidantien bei chronisch entzündlichen Erkrankungen, Status nach Krebs und bei arteriosklerotischen Erkrankungen, wo die übermäßige Oxidation von LDL-Cholesterin eine pathogenetisch ungünstige Rolle spielen soll.

Die Vitamine

Vitamine sind chemische Verbindungen, die der Körper im Stoffwechsel (meist als Coenzyme) braucht und selbst nicht oder nur ungenügend herstellen kann.

Die chemische Struktur der (bis heute bekannten) Vitamine ist aufgeklärt und sie werden zum Teil biochemisch hergestellt (gleiche biologische Wirksamkeit?). Die Blutspiegel der Vitamine können zwar direkt oder indirekt gemessen werden, aber über ihren Stoffwechsel, ihre Verteilung und ihre Depots im menschlichen Organismus ist nur relativ wenig bekannt. Man kennt lediglich klinische Mangelsyptome bzw. -krankheiten in Spätstadien.

Wir haben erstmals Blutspiegelmessungen der wichtigsten Vitamine über einen 21tägigen Fastenzeitraum durchgeführt. Die Deutungsmöglichkeit der gefundenen Ergebnisse ist allerdings sehr eingeschränkt, weil wir nicht wissen, in welchem Ausmaß der fastende Organismus Einsparungen im Vitaminbedarf aufweist. Es ist zu vermuten, daß eine große Menge Vitamine dort eingespart werden bzw. überflüssig sind, wo sie als Coenzyme von Stoffwechselprozessen fungieren, die im Fasten nicht oder nur sehr eingeschränkt ablaufen. Klinisch belegbar sind in den 70 Jahren BUCHINGER-Heilfasten bei Fastenzeiten von 3–4 Wochen keinerlei auf Vitaminmangel zu beziehende Symptome beschrieben worden bzw. aufgefallen. Bei entsprechenden Risikopatienten (z. B. Alkoholkranke oder Menschen, die oft oder langdauernde einseitige Diäten durchführen und evtl. latente Mängel haben könnten) werden auch im Fasten eher großzügig Vitamine zugeführt.

Mit Ausnahme des Vitamin C benötigt der menschliche Organismus von den einzelnen Vitaminen nur wenige mg pro Tag und hat bei durchschnittlicher Ernährung Vorräte für mehrere Wochen bis Jahre. Vitamin B_1 soll in Menschen nur Vorräte von ein paar Tagen haben, ein vermehrter Bedarf besteht bei Alkoholikern und Menschen, die sehr viele Süßigkeiten essen. Die Vitamin-C-Vorräte reichen in der Regel nur einige Wochen und der Mensch braucht täglich ca. 75–100 mg, bei geistiger und körperlicher Anstrengung mehr. Dieses Vitamin geben wir im BUCHINGER-Fasten mit den frischgepreßten Fruchtsäften, die auch frisch getrunken werden sollten, da Vitamin C an der Luft bei Zimmertemperatur kontinuierlich seine Wirksamkeit durch Oxidation verliert. – Raucher haben einen erhöhten Vitamin-C (Antioxidans)-Bedarf.

Die essentiellen Fettsäuren

wurden früher auch als Vitamin F bezeichnet. Dies sind mehrfach ungesättigte Fettsäuren, die der menschliche Organismus nicht selbst herstellen kann. Es handelt sich hauptsächlich um Linolsäure (Omega-6-Fettsäure) und (Alpha-) Linolensäure (Omega-3-Fettsäure) und deren Stoffwechselabkömmlinge, die einerseits in den Phospholipiden aller Zellmembranen enthalten und andererseits Ausgangssubstrate der Synthese einer Vielzahl von sog. Eikosanoiden (Prostaglandine, Prostacycline, Thromboxane und Leucotriene) sind, die als Gewebshormone eine wichtige Rolle in der Regulation von Stoffwechsel und Immunsystem spielen.

Diese mehrfach ungesättigten Fettsäuren sind besonders reichlich in bestimmten pflanzlichen Ölen enthalten, Omega-6-Fettsäuren z. B. im Sonnenblumen-, Distel-, Walnuß- und Weizenkeimöl, Omega-3-Fettsäuren besonders reichlich im Leinöl, aber auch in Kaltwasserfischen; diese müssen aber auch aus dem kalten Wasser kommen und sich von Plankton ernährt haben (denn im Plankton werden die Omega-3-Fettsäuren gebildet), nicht mit Trockenfutter in einer Fischzuchtanlage. Die ungesättigten sog. Doppelbindungen dieser Fettsäuren sind chemisch sehr empfindlich gegen Oxidation und werden z. B. durch Erhitzen über 50° Celsius weitgehend zerstört. Wir müssen sie also unter dieser Temperatur verzehren oder aus den entsprechenden Pflanzenkeimen gewinnen, d. h. wir müssen rohes unerhitztes Getreide (geschrotet oder gekeimt), Sonnenblumenkerne, Nüsse u. a. in ausreichender Menge essen und sollten zusätzlich kaltgepreßte Öle an Müsli und Salat zu uns nehmen (über das Verhältnis der mehrfach ungesättigten Fettsäuren zu den gesättigten Fettsäuren vergleiche auch »Der Cholesterinstoffwechsel«, S. 58). Beides geschieht in der modernen Zivilisationskost meist zu wenig, da seit den 50er Jahren bei den meisten Ölen und Fetten durch starkes Erhitzen und chemische Härtungsprozesse die biologisch wichtigen Doppelbindungen weitgehend zerstört sind.

Nach den Arbeiten der beiden Ärztinnen J. BUDWIG und C. KOUSMINE spielt ein Mangel an ungesättigten Fettsäuren eine wichtige Rolle bei der Entstehung von chronisch entzündlichen Krankheiten und Krebs.

Im Fasten substituieren wir daher bei Patienten mit diesen Krankheiten kleine Mengen von Lein- und Sonnenblumenöl, letzteres auch als Instillation in das Rektum über Nacht, da die Aufnahme über den Dünndarm durch den Gallenfluß begrenzt wird.

Bei längeren Fastenzeiten substituieren wir generell kleine Mengen der genannten Öle (die auch reichlich das fettlösliche *Vitamin E* enthalten) und geben auch geringe Mengen von Buttermilch oder Magerjoghurt zur Substitution der essentiellen Aminosäuren, gemischt mit Karottensaft für das Vitamin A und geben eine gewisse Menge der Vitamine der B-Gruppe.

Die pflanzlichen Öle enthalten zusammen mit den essentiellen Fettsäuren auch viel Vitamin E, das zusammen mit den Vitaminen A (bzw. Beta-Carotin) und C und dem Spurenelement Selen die Gruppe der wichtigsten Antioxidantien bildet (s. S. 55).

Der Cholesterinstoffwechsel

Das Cholesterin wird meist den Blutfetten zugerechnet, hat aber einen sehr viel komplexeren Stoffwechsel als die oben erwähnten Neutralfette = Triglyzeride und enthält keine Fettsäuren zur Energiegewinnung. Cholesterin hat im menschlichen Organismus folgende Funktionen (s. auch Abb. 9):

- Cholesterin kommt in *allen* Zellen aller Wirbeltiere vor und ist dort zusammen mit sogenannten Phospholipoiden an dem Aufbau der Zellmembran beteiligt.
- Cholesterin ist die chemische Ausgangssubstanz aller menschlichen sogenannten Steroidhormone. Dazu gehören erstens die Nebennierenrindenhormone der Cortisongruppe (erhöhte Bildung im »Streß«) und das Aldosteron, das hauptsächlich den Mineral- und Wasserhaushalt über die Niere (s. o.) steuert.

Zweitens gehören zu den Steroidhormonen die weiblichen (Östrogene) und die männlichen (Testorone) Sexualhormone.
– Cholesterin ist chemisch Ausgangssubstanz für das unter UV-Strahlung in den Hautzellen gebildete Vitamin D.
– Cholesterin ist chemische Ausgangssubstanz aller Gallensäuren, die in der Leber aus Cholesterin gebildet werden, mit der Galle in den Dünndarm gelangen und dort für die Fettverdauung unerläßlich sind. Als Abbauprodukte des Cholesterins werden von den Gallensäuren für die Resynthese jedoch über 90% der täglich gebildeten Menge (20–30 g) wieder aus dem Darm zurückresorbiert und zur Leber zurücktransportiert.

Nach übereinstimmenden Ergebnissen mehrerer Untersucher entstammen selbst bei Zufuhr großer Cholesterinmengen mit der Nahrung nur max. 40% des im Blut vorkommenden Cholesterins aus dieser Nahrung, 60% entstammen einer im Körper selbst entstandenen Verbindung (endogenen Synthese) und zwar überwiegend außerhalb der Leber.

Da ein erhöhter Cholesterinspiegel im Blut ein Risikofaktor für die Entstehung der Arteriosklerose (Arterienverkalkung) darstellt, schützt sich der menschliche Organismus bei erhöhter Zufuhr von Nahrungscholesterin und bei erhöhtem Cholesterin-Blutspiegel durch

– Begrenzung der Cholesterinaufnahme im Darm auf max. 0,3–0,5 g pro Tag (wichtigster Schutzmechanismus)
– Drosselung der endogenen Cholesterinsynthese (Entstehung) in der Leber
– Steigerung von Abbau und Ausscheidung über die Galle.

Der Cholesterin-Blutspiegel wird außer durch den Cholesteringehalt der Nahrung in starkem Maße durch die Art der Nahrungsfette beeinflußt. Der Blutspiegel ist um so niedriger, je höher der Gehalt der Nahrung an mehrfach ungesättigten (pflanzlichen) Fettsäuren und je niedriger der Gehalt an gesättigten (vorwiegend tierischen) Fettsäuren ist; wahrscheinlich bewirken die mehrfach ungesättigten Fettsäuren eine Steigerung der Ausscheidung von Cholesterin und Gallensäuren im Stuhl.

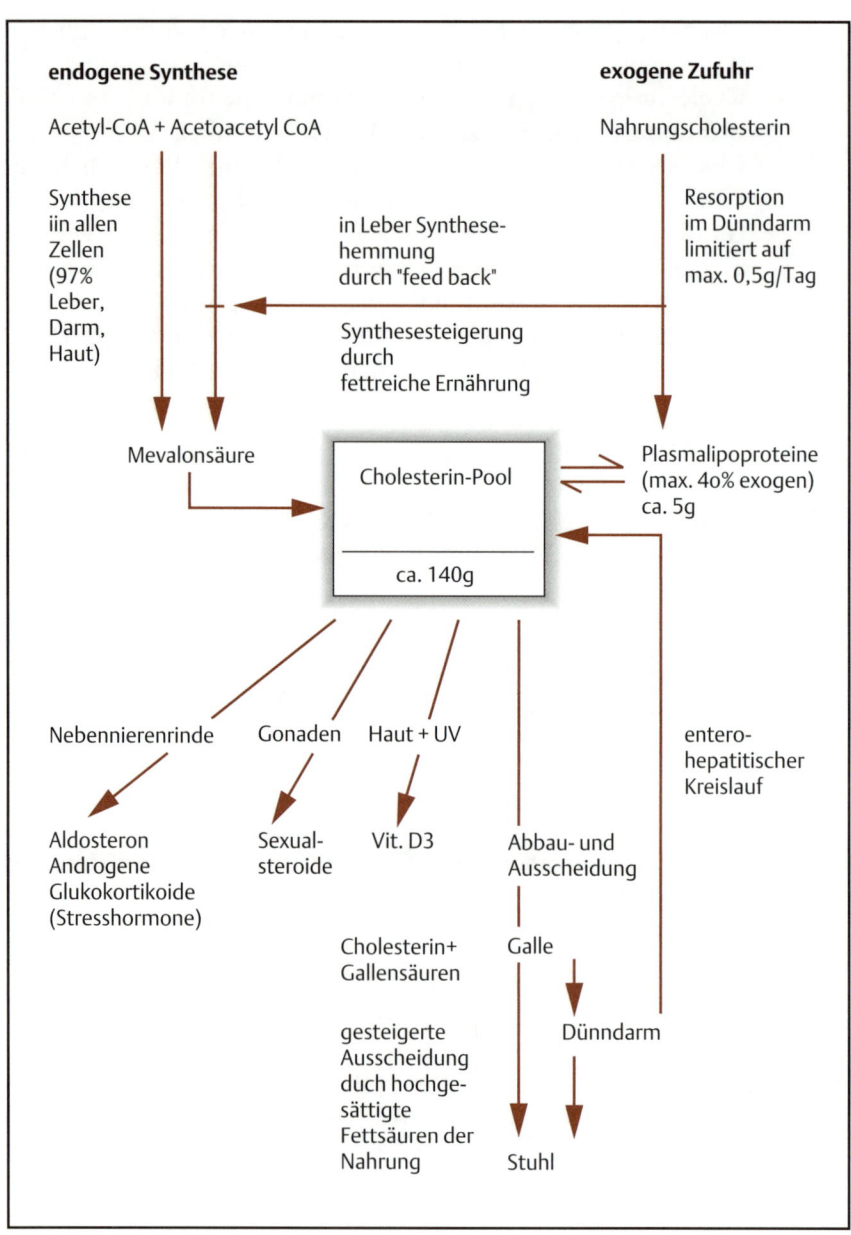

endogene Synthese

Acetyl-CoA + Acetoacetyl CoA

Synthese
iin allen
Zellen
(97%
Leber,
Darm,
Haut)

in Leber Synthese-
hemmung
durch "feed back"

Synthesesteigerung
durch
fettreiche Ernährung

Mevalonsäure

exogene Zufuhr

Nahrungscholesterin

Resorption
im Dünndarm
limitiert auf
max. 0,5g/Tag

Cholesterin-Pool

ca. 140g

Plasmalipoproteine
(max. 4o% exogen)
ca. 5g

Nebennierenrinde   Gonaden   Haut + UV

entero-
hepatitischer
Kreislauf

Aldosteron
Androgene
Glukokortikoide
(Stresshormone)

Sexual-
steroide

Vit. D3

Abbau- und
Ausscheidung

Cholesterin+
Gallensäuren

Galle

gesteigerte
Ausscheidung
duch hochge-
sättigte
Fettsäuren der
Nahrung

Dünndarm

Stuhl

Abb. 9   Der Cholesterin-Stoffwechsel

Bei diesen hochkomplexen Stoffwechselvorgängen kann das in der Regel beobachtete deutliche Absinken des Cholesterin-Serumspiegels im Fasten nicht nur damit erklärt werden, daß im Fasten kein Cholesterin zugeführt wird. In sehr seltenen Einzelfällen beobachten wir nämlich im Fasten einen nur sehr geringen Abfall hoher Cholesterinspiegel oder sogar einen Anstieg. Dies geschieht bei Patienten, die psychisch stark angespannt sind und ungenügend zur Ruhe kommen und sich zusätzlich zu wenig bewegen.

Es gibt klinisch deutliche Hinweise dafür, daß jede Art von Dysstreß hauptverantwortlich ist für ansteigende bzw. hohe Cholesterinspiegel. Deswegen haben gestreßte Faster eine mangelhafte Cholesterinverbesserung.

Innerhalb des Gesamtcholesterins werden zusätzlich die Untergruppen LDL- und HDL-Cholesterin bestimmt. Erhöhte LDL-Werte gelten als gefährlich, da die Oxidation von LDL-Cholesterin und dessen anschließende Ablagerung an der Innenwand der Arterien als Schrittmacher der Arteriosklerose angesehen wird (neuerdings Versuch der Reduktion der LDL-Cholesterinoxidation durch Betonung der Antioxidantien in der Nahrung oder als Substitution). Eine hohe HDL-Fraktion gilt als günstig, da dieses der Arteriosklerose-Entstehung eher entgegen wirkt und bereits abgelagertes (LDL-)Cholesterin wieder reversibel lösen können soll. Die HDL-Fraktion steigt an durch Sport.

Das Arterioskleroserisiko durch Cholesterin wird weniger durch den Gesamtcholesterinspiegel beeinflußt, als viel mehr durch den Quotienten Gesamtcholesterin : HDL-Cholesterin; dieser ist idealerweise $200 : 50 = 4$; Werte größer als 4,5 gelten pathologisch.

Nach dem Fasten beobachten wir häufig, daß bei Patienten, die während des Fastens ausreichend oder viel Sport getrieben haben, neben dem Absinken des Gesamtcholesterins die HDL-Fraktion mehr oder weniger ansteigt und sich damit der Risikoquotient um so deutlicher verbessert.

≡ Die klinisch-medizinischen Fastenwirkungen

≡ Das Herz, der Kreislauf und der Blutdruck

Im Abschnitt über Mineral- und Wasserhaushalt wurde erwähnt, daß im Fasten die extrazelluläre Flüssigkeitsmenge um ca. 20% abnimmt, v. a. durch die relative Trockenlegung des gesamten Verdauungstraktes. Dadurch wird die Herzarbeit deutlich entlastet, Herzfrequenz (Puls) und Blutdruck gehen in den unteren Normbereich. Entwässerungsmedikamente müssen sofort, blutdrucksenkende Medikamente können in den allermeisten Fällen stufenweise ausschleichend abgesetzt werden.

Für Patienten mit *Herzmuskelschwäche (Herzinsuffizienz)* und *hohem Blutdruck (Hypertonie)* ist das mehrwöchige Fasten eine ideale Therapie.

In den ersten Tagen der relativ starken Entwässerung könnte die Blutflüssigkeit ein wenig eindicken, was aber durch den fehlenden Transport aufgenommener Nahrungssubstanzen wieder ausgeglichen wird. Im weiteren Verlauf ist das Blut dadurch eher dünnflüssiger und kann so besser durch die kleinsten Gefäße (Kapillaren) hindurchfließen. Dies bedeutet, daß die Durchblutung aller Organe verbessert wird, was zusammen mit reichlichem Trinken und körperlicher Bewegung mit erhöhter Sauerstoffaufnahme die allgemeine Entschlackung und Regeneration fördert.

Soll die anfängliche Entwässerung gemildert werden (wegen eventuell niedrigen Blutdrucks, Kopfschmerz- oder Muskelkaterneigung oder Thrombosevorgeschichte oder aus anderen Gründen), sollte die Darmentleerung am Fastenbeginn nicht mit Glaubersalz durchgeführt werden, weil dabei wäßriger Durchfall entsteht; in solchen Fällen sind Einläufe oder Abführtees oder auch Darmbäder vorzuziehen.

Patienten hauptsächlich mit *niedrigem Blutdruck* haben in der Regel keine Probleme, wenn sie regelmäßig morgens durch Kneippanwendungen oder Frühsport ihren Kreislauf anregen. Bedarfsweise ist schwarzer Tee hilfreich, kein Kaffee wegen des Magens (s. S. 64). Selten treten in der Einfastenphase leichter morgendlicher Schwindel oder auch mal ein schnellerer Puls als Ausgleichsversuch des Herzens bei niedrigem Blutdruck auf.

Die Körpertemperatur sinkt im Fasten geringfügig ab, da die wärmeproduzierenden Stoffwechselvorgänge aus dem Nahrungsumsatz fehlen. Hier helfen heiße Tees, heiße Bäder, Wärmflaschen und körperliche Bewegung.

In mehreren Untersuchungen ist bestätigt, daß der Ablauf der elektrischen Erregung im *Elektrokardiogramm* sich bis zur 6. Fastenwoche nicht verändert. Ab der 7. Woche sollte sicherheitshalber alle 1–2 Wochen ein Kontroll-EKG gemacht werden (mögliche Erniedrigung des QRS-Komplexes und Verlängerung der QT-Zeit) und bei Veränderungen das Fasten abgebrochen und Kalium und Magnesium zugegeben werden.

Bei Patienten mit Neigung zu *Herzrhythmusstörungen* sollte vor dem Fasten durch ein Belastungs-EKG abgeklärt werden, ob diese belastungsabhängig zunehmen oder bei vegetativ nervöser Ursache unter Belastung eher abnehmen. Bei jedem Menschen mit Herzrhythmusstörungen sollte im Fasten Kalium und Magnesium großzügig zusätzlich gegeben werden.

Für Patienten mit einer *Arteriosklerose der Herzkranzgefäße* (Koronarsklerose, koronare Herzkrankheit) vor oder auch bei Zustand nach Herzinfarkt ist mehrwöchiges Fasten eine ideale Therapie: evtl. vorhandene Risikofaktoren erster Ordnung wie Bluthochdruck und erhöhte Blutcholesterinspiegel (und Rauchen, das in der Fastenklinik ohnehin verboten ist) werden ebenso normalisiert wie die zweiter Ordnung, nämlich Übergewicht, erhöhte Bluttriglyzeridspiegel, erhöhter Blutzucker und vor allem Bewegungsmangel. Art und Ausmaß der körperlichen Bewegung muß allerdings immer individuell nach dem Zustand des Herzens und der Schwere der Erkrankung und dem Trainingszustand des Patienten vom Arzt festgelegt und laufend überwacht und der jeweiligen Fastenphase angepaßt werden.

Seit 1990 sind mehrere Studien publiziert worden, die zeigen, daß die Arteriosklerose der Herzkranzgefäße rückbildungsfähig ist und eine coronare Bypass-Operation sogar vermieden werden kann, wenn konsequent die Risikofaktoren abgebaut, d. h. der Lebensstil optimiert wird und zwar bezüglich

- Ernährung (fett- und cholesterinarm)
- Entspannung (»Streß-Management«)
- Bewegung (3× pro Woche für 20 Min. Puls größer als 100/min.)

Gerade diese Lebensstilveränderung scheint sehr schwierig für den Menschen, ist aber die einzig wirksame kausale Therapie. Die entsprechenden Medikamente und auch die recht aufwendige Bypass-Operation oder die Coronardilatation mittels Ballon-Katheter können zwar die Beschwerden lindern, haben in den Statistiken aber keine signifikante Verlängerung der Lebenszeit bewirken können. Für eine derart notwendige Veränderung des Lebensstiles ist eine Fastenpause der beste Einstieg.

Das Gesagte gilt natürlich auch für *arteriosklerotische Erkrankungen anderer Gefäßabschnitte*, wobei meist mehrere Arterien gleichzeitig betroffen sind.

Die Herz-Kreislauferkrankungen sind heute in der westlichen Welt mit über 50% häufigste Todesursache. Hier kann mit Fasten, begleitender Gesundheitserziehung und anschließender Ernährungsumstellung und regelmäßiger körperlicher Bewegung viel Gutes erreicht werden!

Der Magen und der Darm

Bereits bei der Beschreibung der Methode des Heilfastens haben wir wiederholt Hinweise zur Beachtung bei Magenproblemen gegeben. Die klinische Erfahrung zeigt immer wieder, daß *magen*empfindliche Menschen im Fasten Krisen und Beschwerden haben können.

Der Magen »schrumpft« während des Fastens, der Dehnungsreiz für die Magensalzsäurebildung entfällt. Dennoch scheint die Magenschleimhaut auch im Fasten relativ viel Säure abzusondern, und zwar weniger Salzsäure als vielmehr auch Säuren aus dem Fettabbau. Magenempfindliche Menschen können dann auf die Säuresekretion mit den typischen Beschwerden wie Sodbrennen und saurem Aufstoßen reagieren. Reichliches Trinken von Kamillen- oder anderen magenfreundlichen Tees zur Säureausscheidung über die Niere und die Gabe von reichlich Haferschleim zum Schleimhautschutz, evtl. noch zusätzlich ein pharmakologisches säureneutralisierendes Gel, helfen in den meisten Fällen; wo nicht, muß das Fasten vorsichtig abgebrochen werden. Patienten mit Magen- oder Zwölffingerdarmgeschwür dürfen nicht fasten.

Für Patienten mit *chronischer Darmstörung* oder *chronischer Verstopfung (Obstipation)* ist das Fasten ideal.

Der Darm wird erstens gründlich gereinigt. Auch eine evtl. pathologisch zusammengesetzte Darmbakterienbesiedlung (Flora) wird reduziert und kann nach dem Fasten durch sogenannte Symbioselenkung in Verbindung mit Umstellung von Ernährung und Eßgewohnheiten wieder in gesunder Weise aufgebaut werden. Zweitens wird der Darm entlastet von Resorptionsaufgaben, die Schleimhaut wird ruhiggestellt und entzündliche Reizungen können sich zurückbilden und heilen. Das gilt sowohl für entzündlich gereizte *Divertikel* und *Hämorrhoiden* als auch für ernstere Schleimhautentzündungen bei *Morbus Crohn* und *Colitis ulcerosa*. Bei entzündlichen Darmerkrankungen wird man den Darm nur sehr behutsam mit häufigeren Kamilleneinläufen entleeren und auf aggressivere Abführmaßnahmen verzichten. Die therapeutischen Ergebnisse sind sehr gut und leider viel zu wenig gewußt und genutzt.

Daß auch bei längeren Fastenzeiten der Darm nie ganz leer ist und weiter der regelmäßigen Reinigung und Pflege bedarf, weil er weiter als Entschlackungsorgan arbeitet, wurde bereits im Kapitel »Methode«, S. 22 erwähnt.

Die Leber

Die Leber ist das zentrale Stoffwechselorgan des Menschen. Im Fasten entfällt zwar die Verstoffwechselung der mit dem Pfortaderblut aus dem Darm zur Leber transportierten Nahrungsbestandteile, dafür läuft der gesamte Fettabbau aber in der Leber ab und alle fettlöslichen Giftstoffe werden von der Leber mit der Galle in den Darm ausgeschieden. Die Durchblutung der Leber wird deswegen im Fasten während der Mittagsruhe durch die heiße Leberpackung unterstützt.

Einer besonderen Erwähnung bedürfen noch die Laborparameter der Leber: meistens werden hauptsächlich die sogenannten Transaminasen bestimmt, Enzyme, die im Stoffwechsel Stickstoff übertragen (die Stickstoffgruppe heißt auch Aminogruppe und kommt in den Aminosäuren vor). Die sogenannte Gamma-GT ist eine relativ Leber/Gallespezifische Transaminase, die sich bei pathologischer Erhöhung im Fasten immer normalisiert.

Die beiden anderen Transaminasen GOT und GPT kommen nicht nur in der Leber, sondern auch in vielen anderen Organzellen vor; ihre Erhöhung im Blut deutet aber meistens auf eine Leberstörung hin. Im Fasten besteht durch die Umwandlung von Aminosäuren in Glukose eine sehr hohe Transaminasenaktivität, die aber, wie oben erwähnt, weniger in der Leber, sondern überwiegend in den Nieren mit Umwandlung des Stickstoffs in Ammoniak stattfindet. Während und kurz nach dem Fasten gefundene Erhöhungen der GOT und GPT im Blut sind also kein Zeichen einer Leberstörung, wie oft irrtümlicherweise angenommen wird. Die übrigen leberrelevanten Laborparameter bleiben im Fasten normal und es gibt keinen Anhalt für irgendeine Leberüberlastung oder -schädigung während des Fastens. Im Gegenteil, die sogenannte *Fettleberhepatitis* wird durch Fasten geheilt.

Bei anderen *chron. Lebererkrankungen* ist dennoch im Fasten erhöhte Aufmerksamkeit geboten und eine Glucose- und/oder Eiweißgabe sinnvoll. Bei fortgeschrittenem Defektzustand der Leber (*Leberzirrhose*, sogenannte »Schrumpf«- oder Narbenleber) ist vom Fasten eher abzuraten.

Gelegentlich leichte Erhöhungen des Bilirubins im Blut in den ersten Fastentagen hängen mit einem erhöhten Hämoglobinabbau (roter Blutfarbstoff) aus den Erythrozyten (rote Blutkörperchen) zusammen, der zur Blutverdünnung und Verbesserung der Fließeigenschaften sehr sinnvoll ist.

Das Abwehr-(Immun-)System

Die wichtigsten primären Schutz- und Abwehrstrukturen aller Lebewesen gegen das Eindringen von krankmachenden Erregern und Giftstoffen sind die äußere Haut und die inneren Schleimhäute.

Das sekundäre Abwehrsystem des Menschen besteht aus zwei eng miteinander verbundenen Teilen. Der sogenannte humorale (zum Blut gehörige) Teil besteht aus den oben erwähnten im Blut vorhandenen Immunglobulinen. Dies sind Eiweißkörper, die sog. Antikörper, die hochspezifisch eine antigene Fremdsubstanz binden, unschädlich machen und zur Ausscheidung bringen können. Die Immunglobuline werden von den sog. Plasmazellen im Knochenmark und im Bindegewebe gebildet; die Plasmazellen entstehen aus den B-Lymphozyten.

Der andere Teil des Immunsystems ist die zelluläre Immunabwehr, sie besteht aus den sogenannten immunkompetenten Zellen, die alle aus den T-Lymphozyten hervorgehen und überall im Körper, v. a. im Bereich aller Schleimhäute, in den Lymphknoten und im Zwischenzellbindegewebe vorhanden sind. Es gibt verschiedene Zellgruppen mit unterschiedlichen Funktionen bei der Antigenerkennung und -beseitigung.

Mit sehr umfangreichen und teils aufwendigen Messungen haben wir zeigen können, daß während eines 3-wöchigen BUCHINGER-Heilfastens weder die humorale noch die zelluläre Immunität irgendeine nachteilige Veränderung erfahren. Alle immun-betreffenden Größen bleiben im Normbereich. Mit dem Multitest MÉRIEUX, einem standardisierten Antigenstempeltest auf der Haut, der eine Aussage über die zellvermittelte Immunität macht, fanden wir im Mittel sogar eine wesentliche Verbesserung der Immunantwort nach dem Fasten. Hier könnten aber auch unspezifische, nicht direkt mit dem Fasten zusammenhängende allgemeine Erholungsfaktoren mit eingehen, da Zusammenhänge z. B. zwischen Streß und dem Immunsystem bekannt und nachgewiesen sind. Insgesamt haben wir den Eindruck, daß dieser Hauttest eine ganzheitlichere Aussage über die Immunitätslage macht als die speziellen Einzelbestimmungen.

Patienten mit Zeichen einer gewissen Immunschwäche bei *häufigen grippalen Infekten* oder anderen *chron. Entzündungszeichen* sind nach einer Fastenzeit meist monatelang symptom- und beschwerdefrei. Nur ausgesprochen selten kommt es während der kühleren Jahreszeit vor, daß Patienten während eines Fastens Zeichen eines grippalen Infektes haben. Sie haben sich bei der verminderten Wärmeproduktion im Fasten durch ungenügend warme Kleidung dann im wahrsten Sinne des Wortes »erkältet«, und der Körper benutzt dann die Schleimhäute der oberen Luftwege als zusätzlichen Ausscheidungsweg und reinigt sie, v. a. auch bei Menschen mit *chron. Nebenhöhlenkatarrhen*.

Auch die im Zunehmen begriffenen *allergischen Erkrankungen* sind Störungen des Immunsystems und Ausdruck von Abwehrvorgängen. Auch hier zeigt das Fasten überzeugende, oft langanhaltende Heilerfolge, da mögliche Nahrungsallergene wegfallen und evtl. abgelagerte allergene Schlackenstoffe ausgeschieden werden und das Immunsystem sich regenerieren kann.

Bei Patienten mit *chron. entzündlichem Rheuma*, der sogenannten Rheumatoiden Arthritis (RA, früher chron. Polyarthritis) haben wir nach dem Fasten ein deutliches Absinken, teilweise sogar ein Negativwerden des sogenannten Rheumafaktors gesehen, der ein pathologisches Immunglobulin darstellt (Näheres s. auch »Gelenke«).

Insgesamt haben wir den Eindruck, daß ganz allgemein im Fasten das Immunsystem durch eine Reinigung und Entschlackung in der Gesamtfunktion verbessert wird.

═══ Die Gelenke

Alle Gelenkstrukturen (Knorpel, Gelenkkapsel, Bänder u.a.) entstehen aus dem sogenannten Bindegewebe. Dies ist aber wie oben erwähnt die große Mülldeponie des Körpers, da es zwischen allen Zellen vorkommt, eben sie »verbindet«. Die Gelenkstrukturen haben wegen der notwendigen hohen Festigkeit nur wenige kleine Blutgefäße, das Knorpelgewebe enthält gar keine Blutgefäße, sondern wird aus der Gelenkflüssigkeit ver- und entsorgt. Die Ver- und Entsorgung der Gelenkstrukturen wird durch Bewegung der Gelenke verbessert bzw. ist bei dem heute weit verbreiteten Bewegungsmangel schlecht. Für die Gelenke der Wirbelsäule, des Beckenbereiches und der Beine spielt Übergewicht eine zusätzliche ungünstige Rolle.

Außerdem ist jeder Überschuß an Säure für die Gelenkstrukturen ungünstig, u. a. weil die Harnsäure auch bei normalem Blutspiegel im sauren Gelenkmilieu eher auskristallisieren kann; wahrscheinlich spielen aber auch andere Säuren dabei eine ungünstige Rolle. Vermehrt Säure entsteht im menschlichen Stoffwechsel durch Verzehr von viel Fleisch, Kohlenhydraten (Zucker) und Alkohol, wohingegen alle pflanzliche Nahrung im Stoffwechsel alkalisch-basisch reagiert. Für die Ernährung von Gelenk- und Rheumakranken *(Arthrose und Arthritis)* ist dies sehr wichtig.

Da im Fasten Stoffwechsel- und Gelenkflüssigkeit stark mit Säure belastet werden, ist für Gelenkpatienten eine hohe Trinkmenge besonders wichtig. Zusätzlich geben wir, wenn es der Magen verträgt, reichlich Zitrone (die zwar sauer schmeckt, aber im Stoffwechsel basisch reagiert) oder Zitronensäure-Salze, sogenannte Citrate, z. b. im Basica. Außer durch Bewegung wird die Gelenkdurchblutung durch Wärme in jeder Form angeregt; Ausnahme ist die entzündliche Arthritis, die keine Wärme verträgt.

Trotz des Nachteils der Säurebelastung ist aber gerade bei Gelenk- und Rheumaerkrankungen die Entschlackung durch Fasten die beste Therapie überhaupt. Neben der Reinigung und Regeneration von Grundsubstanz und Bindegewebe hat das Fasten auch eine abschwellende und entzündungshemmende Wirkung und sollte natürlich immer mit durchblutungsfördernder (Kranken-)Gymnastik und physikalischer Therapie kombiniert werden.

Die guten therapeutischen Erfolge sind z. B. eindrucksvoll erwiesen in der Krankengeschichte von OTTO BUCHINGER selbst, der durch seine eigene *rheumatische Polyarthritis* zum Fasten kam und durch Fasten dauerhaft gesundete. 1991 hat außerdem eine sehr schöne Studie gezeigt, daß bei der entzündlichen Rheumatoiden Arthritis durch Fasten die Erkrankung verbessert werden kann und diese Besserung durch anschließende vegetarische Ernährung über 1 Jahr anhält. Beim entzündlichen Rheuma betonen wir zusätzlich die regelmäßige ausreichende Zufuhr der o. g. Mikronährstoffe.

══ Die Haut

Die Haut ist die Abgrenzung des Menschen nach außen. Sie übernimmt im Fasten genau wie die inneren Grenzflächen der Schleimhäute auch Ausscheidungs- und Entschlackungsfunktionen.

Wegen teilweise übelriechender Ausscheidungen ist eine bei Bedarf mehrmals tägliche Reinigung der Haut im Fasten unerläßlich. Die Haut sollte durch Salben, Cremes oder Kosmetika nicht »zugeschmiert«, sondern nur gepflegt werden.

Bei sehr stark Übergewichtigen mit ihrem im Fasten entsprechend stärkeren Anstieg der Fettsäuren im Blut werden vom Organismus die Schleimhäute und auch die Haut oft zusätzlich zur Säureausscheidung mit herangezogen, oft auch trotz reichlichen Trinkens, da die Nierenkapazität zur Säureausscheidung offenbar begrenzt ist. Solche Patienten haben dann oft auch noch ein Harnsäureproblem, das unbedingt medikamentös behandelt werden muß. In seltenen Fällen kann es dann trotz aller genannten Maßnahmen meist gegen Ende der 2. Fastenwoche zum Auftreten eines sogenannten Fastenekzems (»Friesel«) kommen, das gelegentlich auch jucken kann. Meist verschwindet es, wenn man Allopurinol (zur Harnsäuresenkung) gibt oder die Dosis erhöht. Außerdem muß die Trinkmenge auf 4 l täglich gesteigert und die Säureausscheidung durch Citrate (Zitronensaft und/oder 4×2 Teelöffel tgl. Basica, das auch noch Kalzium gegen den Juckreiz enthält) oder Basenpulver gefördert werden. In jedem Fall heilt ein Fastenekzem nach Ende des Fastens folgenlos ab.

Durch Entwässerung und Abbau des Unterhautfettgewebes wird die Haut im Fasten oft trocken und faltiger, was sich aber nach Fastenende allmählich normalisiert und die Haut sich eher strafft. Nach größerem und längerem Fettabbau ist die Haut zunächst schlaff, sie paßt sich aber ganz von selbst (ohne kosmetisch-chirurgische Eingriffe!) den neuen Verhältnissen an. Diese Anpassungsvorgänge können – ebenso wie die Abbauvorgänge während des Fastens – gut unterstützt werden durch lokale durchblutungsfördernde Maßnahmen wie Kneippreize, Bürsten- und manuelle Massagen und gezielte Gymnastik.

Durch die verstärkte Regeneration der Haut heilen im Fasten *chron. Ekzeme* in der Regel sehr gut ab. Auch bei der *Schuppenflechte*

(*Psoriasis*) gibt es Besserungen, die zu einem dauerhaften Erfolg führen könnten, wenn anschließend die Ernährung gewissenhaft umgestellt wird.

Das psycho-vegetativ-hormonelle Nervensystem

Das vegetative Nervensystem schaltet im Fasten um von Bewegung und Anspannung (Sympathicus, auch noch in den ersten Fastentagen) auf Ruhe und Entspannung (Parasympathicus), wie wir das vom nächtlichen Fasten ja auch kennen. Nach der ersten Fastenwoche stellt sich eine zunehmende innere Ruhe ein, der auch durch ein äußeres eingeschränktes Programm Rechnung getragen wird oder werden sollte.

Mögliche Anspannungs(»Dysstreß«-)bedingte Beschwerden wie *migräneartige Spannungskopfschmerzen, erhöhter Blutdruck, vegetative Herzbeschwerden* und *Herzrhythmusstörungen, Magen-Darm-Verkrampfungen, Muskelverspannungen* vor allem entlang der Wirbelsäule und (besonders nächtliche) *Krampfneigung in den Beinen* lösen sich und klingen ab (oft rascher mit zusätzlicher Magnesiumgabe).

Auch die verschiedenen Symptome des sog. Metabolischen Syndroms sind korreliert zu Dysstreß und Sympaticus und bessern sich durch ausgleichende Umschaltung in die Ruhe.

Ruhe und Entspannung werden unterstützt durch Autogenes Training, Eutonie, Yoga, Atemtherapie u. a. Innerlich unruhig nervöse Menschen mit »hoher innerer Drehzahl« haben oft Schwierigkeiten, sich in diese Ruhe hineinzufinden, aber es ist immer wieder schön zu sehen, wie das Fasten ihnen beim »Loslassen« hilft.

Solche innerlich unruhigen Menschen haben oft *Schlafstörungen* und sind häufig an Schlaftabletten gewöhnt oder sogar abhängig. Im Fasten nun braucht der Mensch weniger Schlaf, einfach weil er durch Wegfall der Verdauungsarbeit weniger Regenerationszeit durch Schlafen benötigt und das bei zunehmend besserer körperlicher Leistungsfähigkeit. Das ist für viele so erstaunlich, daß sie über »Schlafstörungen« während des Fastens klagen.

In der 1. Fastenwoche besteht oft ein erhöhtes Schlafbedürfnis, teils durch ein aus dem Alltag bestehendes Schlafdefizit, teils durch die vielen auch anstrengenden Umschaltvorgänge der Einfastenzeit. Ab der 2. Fastenwoche ist es völlig ausreichend, wenn man zusätzlich zu der einen Stunde Mittagsruhe pro Nacht ca. 5 Stunden schläft, oft kurz und nicht beeinträchtigend unterbrochen durch 1–2maliges Wasserlassen wegen der großen Trinkmenge (aber man sollte nicht mehr spät abends trinken). Die übrige gewonnene Zeit kann sinnvoll mit geistiger Nahrung genutzt werden! Der Schlaf ist oft leichter, wodurch das lebhafte Traumgeschehen im Sinne eines Dialoges mit dem Unbewußten intensiver wahrgenommen werden kann.

Das Körpergewicht

Das Gewicht unseres Körpers steht in engem Zusammenhang mit unserem seelischen Fühlen und Wollen und unserem geistigen Denken. Über das Körpergewicht verschaffen sich Menschen mehr Gewicht im übertragenen Sinn, oder bilden mit mehr Fettgewebe eine Schutzschicht gegen ein Zunahekommen von Mitmenschen. Langfristige Gewichtsabnahme bei Übergewicht ist immer ein seelisch-geistiger Prozeß. Im Fasten sollte nicht nur die Hose, sondern auch das Bewußtsein weiter werden. Bei Übergewicht wird deshalb Fasten kombiniert mit Psychotherapie und Eßverhaltens- und Ernährungsberatung.

Die erfahrungsgemäß **durchschnittlich tägliche Gewichtsabnahme** im Fasten beträgt etwa 400 g für Frauen und 500 g für Männer. Der Kaloriengehalt des Fettgewebes mit einem Wassergehalt von ca. 15% beträgt 9,3 Kalorien – 15% = 7,7 Kal/g Fettgewebe. Bei einem täglichen Kalorienumsatz von 2500 Kalorien werden also rechnerisch ca. ca. 325 g Fettgewebe eingeschmolzen. Die Differenz zu den o. g. Zahlen ergibt sich durch zusätzliche Entwässerung und durch eine Abnahme der sog. fettfreien Körpermasse, die mit einem Wassergehalt von ca. 80% nur 0,8 Kal/g Gewebe überwiegend aus Eiweiß liefert (über die Eiweiß-Sparmechanismen s. S. 43).

Die Gewichtsabnahme im Fasten ist natürlich abhängig vom Ausgangsgewicht; stark Übergewichtige nehmen mehr ab, Normal- oder Idealgewichtige, die aus Vorsorge oder bei chron. Krankheiten aus therapeutischen Gründen teilweise auch länger fasten, nehmen weniger als diese durchschnittlichen Werte ab.

Durch die anfängliche Entwässerung ist die Gewichtsabnahme in den ersten Fastentagen größer. Bei Patienten, die vor dem Fasten Entwässerungsmittel eingenommen haben, kommt es in den ersten Tagen meist zu einem vorübergehenden Gewichtsstillstand.

Grundsätzlich sind Schwankungen in der täglichen Gewichtsabnahme kaum durch Stoffwechselveränderungen bedingt, sondern ganz überwiegend durch Schwankungen im Wasserhaushalt. Die Stoffwechselprozesse laufen relativ konstant ab; körperliches Training regt natürlich den Stoffwechsel an und stabilisiert den Kreislauf und fördert dadurch die Durchblutung und die allgemeine Entschlackung.

Körperliche Überforderung kann aber ebenso wie *psychische Überbelastung* im Fasten die Gewichtsabnahme behindern! Immer wieder beobachten unsere Patienten und wir, daß bei zuviel Anstrengung die tägliche Gewichtsabnahme geringer ist als an Tagen mit ausreichend viel Ruhe und Entspannung. Die wahrscheinliche Erklärung liegt darin, daß die Streßhormone der Kortisongruppe einen wasserspeichernden Effekt haben. Deswegen betonen wir immer wieder, daß das richtige Fasten das individuelle Gleichgewicht von Bewegung und ausreichend Ruhe braucht.

Des weiteren beobachten wir oft eine *verminderte Gewichtsabnahme*, wenn Patienten im Fasten nicht genügend trinken. Der Organismus hält dann – hormonell gesteuert – Wasser zurück ähnlich einer Überlebensnotsituation, wenn zusätzlich zum Ausbleiben der (auch wasserhaltigen) Nahrung auch noch die Wasserzufuhr gedrosselt wird. Durch reichliches Flüssigkeitsangebot sinkt das Gewicht am nächsten Tag um so mehr.

Verminderte Gewichtsabnahme sehen wir außerdem, wenn im Fasten ein stärker salz-(NaCl-), d.h. natriumhaltiges Wasser getrunken wird (das man ahnungslos und mit bester Absicht in einem Restaurant bestellt und getrunken hat), da wie auf S. 52 ausgeführt, Natrium am stärksten Wasser bindet. Dieser »Wasserstau« läßt sich rasch durch Trinken von natriumarmem Wasser beheben.

Eine weitere Ursache für *verminderte Gewichtsabnahme* im Fasten betrifft Frauen. Einige Tage vor der Menstruationsblutung besteht (genau wie in der Schwangerschaft) ein hoher Blutspiegel des Gestagens Progesteron, das ebenfalls eine wasserstauende Wirkung hat. Nach zyklusmäßigem Abfall des Progesteronspiegels kommt es zur Menstruationsblutung und zur Ausscheidung des gestauten Wassers. – Die Menstruationsblutung kann sich im Fasten terminlich sowohl nach vorn als auch nach hinten verschieben; und zwar kommt sie bei Frauen, die im letzten Zyklusdrittel das Fasten beginnen, meist etwas vorzeitig, da der Körper im Rahmen der allgemeinen Entschlackung auch den Uterus »reinigt«; bei Fastenbeginn in der ersten Zyklushälfte kann sich die Menses verzögern durch die ab der 2. Fastenwoche einsetzende allgemeine Verlangsamung des gesamten Hormonstoffwechsels.

In jedem Fall sollte bei verminderter Gewichtsabnahme und Wasserstau im Fasten weiterhin reichlich getrunken, niemals die Flüssigkeitszufuhr etwa eingeschränkt werden! Gelegentlich hilft zusätzlich ein nierenanregender, harntreibender Tee, der aber nur im Einzelfall bei Bedarf verordnet wird, nicht zu oft und keinesfalls täglich.

Zusammenfassend zeigt die Darstellung der verschiedenen Fastenwirkungen die große Vielfalt und die komplexen Zusammenhänge der Vorgänge, die unter der Regie des »inneren Arztes« während der Fastenzeit nicht nur im Fall von Notzeiten ein Überleben sichern, sondern in Zeiten des Überangebots Reinigung und Regeneration und Gesundung bewirken.

Immer wieder haben Fastenärzte mit OTTO BUCHINGER das Fasten auch als (Entschlackungs-) »Operation ohne Messer« bezeichnet und verstanden. Und genau wie bei einer Operation Umfang und Methode genau festgelegt und individuell angepaßt werden, müssen im Fasten methodische Durchführung und Dauer auf die Besonderheiten des einzelnen Menschen abgestimmt und bedarfsweise auch variiert werden. Im Gegensatz zur Operation aber, wo der Mensch in Narkose ist, muß er im Fasten wie auch außerhalb des Fastens nach entsprechender Aufklärung selbst aktiv und verantwortlich mithelfen und nach Kenntnis der Zusammenhänge die Methode möglichst exakt durchführen und die medizinischen Empfehlungen beachten, um seine Gesundheit zu erhalten oder wieder herzustellen.

≡   Fasten- und Heil-»krisen«

Als Fastenkrisen bezeichnen wir solche Befindlichkeitsstörungen, die über das normale Maß der Umstellungserscheinungen im Fasten hinausgehen, im engeren Sinne handelt es sich um dramatische Reinigungs- und Genesungskrisen (Heilkrisen) im Fastenverlauf. Ihr Ausmaß und vor allem ihr subjektives Erleben und Verarbeiten sind abhängig von der Konstitution des Menschen, seiner seelisch-geistigen Verfassung zum Zeitpunkt des Fastens und von der oben bereits erwähnten inneren Einstellung zum Fasten und dem äußeren Rahmen.

Geringe *Störungen des Wohlbefindens* treten relativ häufig auf als Ausdruck der fastenbedingten Stoffwechselveränderungen. Sie wurden in den vorigen Kapiteln bereits genannt und sollen hier noch einmal kurz zusammengefaßt werden:

In den ersten Einfastentagen besteht in der Regel ein größeres *Ruhe- und Schlafbedürfnis*, dem auch ungeniert nachgegeben werden sollte. Im weiteren Verlauf ist der Schlaf eher oberflächlicher, die Gesamtdauer beträgt etwa 5–6 Stunden und sollte keinesfalls durch Schlafmittel verlängert, sondern die gewonnene Zeit gewinnbringend genutzt werden. Bei Bedarf helfen Kneipp-Anwendungen vor dem Einschlafen oder Einschlaftee.

Leichtere *Kopfschmerzen* können bereits am Entlastungstag auftreten und sind ebenso wie leichte *Muskelbeschwerden* bedingt durch die einsetzende Entwässerung und die beginnende Entschlackung, deren Produkte in Blut und Gewebe ansteigen. Hilfreich sind reichliches Trinken, ein frühzeitiger Einlauf, ein heißes Bad (Vorsicht bei niedrigem Blutdruck und labilem Kreislauf!) zur Durchblutungsförderung und viel Ruhe.

Leichte allgemeine Müdigkeit oder *Schlappheitsgefühl*, evtl. mit *Konzentrations-* und *Gedächtniseinschränkung*, sind Ausdruck der oben beschriebenen Umstellungen im Gehirnstoffwechsel. Sie sind gegenüber dem Tee-/Wasserfasten beim BUCHINGER-Fasten geringer durch die Gabe von Honig und Fruchtsaft mit der Zufuhr von kleinen Mengen Zucker und Vitamin C.

Leichte *Schwindel*gefühle, evtl. verbunden mit *innerer Unruhe*, hängen zusammen mit dem abfallenden oder bereits niedrigen Blutdruck und einer kompensatorischen Erhöhung der Herzfrequenz. Langsames Aufstehen, Kneipp-Anwendungen und Bewegung und wieder reichliches Trinken stabilisieren den Blutdruck. Bei akutem Schwindel sofort hinsetzen oder besser hinlegen und Beine hochlagern, damit in die Beine abgesacktes Blut zum Herzen und zum Kopf zurückströmt.

Gelegentlich sind Schwindel und innere Unruhe auch Ausdruck eines niedrigen Blutzuckerspiegels und bessern sich nach einer Portion Honig und einer Ruhepause.

Leichte *Sehstörungen* im Fastenverlauf sind Störungen des Scharfsehens bei verändertem Brennpunkt der Augen wegen ihres leicht verminderten Wassergehaltes (guter therapeutischer Effekt bei Menschen mit grünem Star [Glaukom]).

Sie bilden sich nach dem Fasten ausnahmslos zurück (und der ursprünglich erhöhte Augeninnendruck beim grünen Star bleibt noch lange nach dem Fasten gebessert).

Eine allgemein *erhöhte Kälteempfindlichkeit* mit kalten Händen und Füßen ist bedingt durch die im Fasten verminderte Wärmeproduktion, da die sonst bei den Verdauungsprozessen entstehende Wärme im Fasten fehlt. Hier helfen wärmere Kleidung, heißer Tee, heiße Bäder und oft die Wärmflasche im Bett.

Neben diesen Befindlichkeitsstörungen im Fasten, die Ausdruck der allgemeinen Umstellung im Stoffwechsel sind und auch bei sonst Gesunden auftreten, kommen bei kranken Menschen auch ausgesprochene Reinigungskrisen vor, die meist *Heilkrisen* sind. Dabei können oft weit zurückliegende, schon vergessene Krankheitssymptome bei den Heilungsvorgängen des inneren Arztes im Fasten durch Entschlackung und Reinigung der Gewebe noch einmal in abgeschwächter Form auftreten (ähnlich einer Erstverschlimmerung in der Homöopathie), um dann endgültig überwunden zu werden. OTTO BUCHINGER hat das die »rückläufige Krankengeschichte« im Fasten genannt.

So können bei *magen- und darmempfindlichen* Menschen sich diese Organe im Rahmen der Ausscheidungsvorgänge im Fasten noch einmal mit Beschwerden melden.

Im Fall des *Magens* muß dann der übermäßigen Säuresekretion konsequent und frühzeitig mit Hafer- oder Reisschleim, eventuell Magermilch und einem homöopathischen oder einem allopathischen Mittel begegnet werden und durch reichliches Trinken von kohlensäurefreiem Wasser und von Tees die Säureausscheidung über die Nieren gefördert werden.

Bei *Darm*störungen helfen meist häufigere Einläufe oder auch Darmbäder.

Haut*ekzeme* können zu Beginn des Fastens »blühen«, um sich danach dauerhaft zu bessern. Die Haut reagiert gelegentlich am Ende der zweiten oder in der dritten Fastenwoche mit einem sogenannten *»Fastenekzem«*. Es handelt sich um »friesel«-artige Rötungen mit kleinen, knötchenförmigen Papeln, meist im Bereich des Körperstammes, die auch jucken können. Der Labortest zeigt oft eine deutlich erhöhte Harnsäure im Blut, insgesamt handelt es sich um eine Säureausscheidung über die Haut. Therapeutisch muß neben reichlichem Trinken zur Säureausscheidung über die Nieren meist auch ein harnsäuresenkendes Medikament genommen werden und Zitronensaft oder Basica zur Säureneutralisation im Stoffwechsel; gegen den Juckreiz helfen Kalzium und homöopathisch Apis D8, selten ist ein Antiallergikum notwendig.

Bei rheumatischen Gelenkerkrankungen kann im Fastenbeginn, oder auch im -verlauf durch die Mobilisierung von Schlackenstoffen eine entzündliche Reizung auftreten, die mit Eis- oder Quarkpackungen oder Kohlwickeln und reichlich Trinken meist abklingt und eine andauernde Besserung einleitet; nur selten sind allopathische (Medikamente der Schulmedizin) entzündungshemmende Medikamente erforderlich.

Kopfschmerz- und Migränepatienten haben oft am Fastenbeginn noch einmal Beschwerden, sind dann aber über den gesamten Fastenverlauf und Monate danach beschwerdefrei, ein oft beglückendes Erlebnis. Therapeutisch wird die Fastenwirkung unterstützt durch Magnesium, Vitamin E und verschiedene Naturheilverfahren wie Ozon-Therapie, Akupunktur, Homöopathie, u. a. Auch die Entspannung mit Autogenem Training ist hier langfristig sehr wichtig.

Bei Patienten mit *Steinleiden* (Gallen- oder Nierensteine) können sich im Fastenverlauf die Steine rühren und eventuelle Koliken verursachen. Wenn die Steine klein sind, oder sogenannter Gries vorliegt, scheidet der fastende Organismus die Fremdkörper häufig aus.

So beweist sich im Fasten immmer wieder die Heilkraft der Natur, die Schädliches, Krankhaftes, Überflüssiges abbaut und ausscheidet (s. »Verschlackung und Entschlackung«, S. 35) und dieser Vorgang kann eben gelegentlich mit einer Heilkrise verbunden sein. In allen Fällen ist nach dem Fasten zum Erhalt des erzielten Therapieerfolges eine gesunde Vollwerternährung mit der Beachtung individueller Verträglichkeit erforderlich.

Was schadet im Fasten?

Zu diesem Kapitel sei in einem abgewandelten Sinn aus *Goethes* »Faust« zitiert:

»Das Erste steht uns frei,
beim Zweiten sind wir Knecht.«

Die Genußmittel

Das Erste, der Entschluß zum Fasten, steht uns frei, beim Zweiten, bei den Konsequenzen in der Durchführung, sind wir »Knechte«. Mit anderen Worten:

Wer Fasten sagt, muß auch Verzichten während des Fastens sagen. Also ein entschiedenes Nein zum Essen, Rauchen und zum Alkohol.

Von diesen Regeln kann es keine Befreiung geben; sie dürfen auch nicht verharmlost werden. Das Heilfasten Dr. BUCHINGERS wäre längst vergessen – so wie zahlreiche andere Diät- oder Heilmethoden vergessen wurden –, wenn an seiner Durchführung beliebige Abstriche und Änderungen vorgenommen worden wären.

═══ Striktes Einhalten des Eßverbotes

Obwohl es selbstverständlich erscheint, im Fasten nicht zu essen, sei der Wichtigkeit wegen nochmals betont:

- einer vorübergehenden Anfechtung, etwa einer Anwandlung von Appetit,
- einem Sich-selbst-Einreden (»ein bißchen kann ja nicht schaden«)
- einer leichtfertigen Überredung von anderer Seite

darf auf keinen Fall nachgegeben werden!

Jeder, auch der kleinste Bissen, muß verdaut werden, das heißt, der auf Fasten eingestellte Stoffwechsel wird wieder zu einer Rückumstellung gezwungen, die um Tage zurückwerfen. Krisen oder noch unangenehmere Folgen (z. B. Koliken) können ausgelöst werden; vor allem können sich Hungergefühle einstellen, die seit dem ersten Fastentag bei leerem Magen nicht mehr auftraten.

Selbst kleine Portionen regen die Eßlust an, ohne sie zu befriedigen. Deshalb ist Fasten soviel einfacher als alle anderen Reduktionsdiäten, die fast ständig von mehr oder weniger Hunger begleitet werden und an denen somit auch Abnahmewillige oft scheitern.

═══ Das Rauchen

Ebenso unvereinbar wie Essen und Fasten ist Rauchen und Fasten. Rauchen ist bekanntlich ein schwerwiegender Risikofaktor; somit erst recht im Fasten.

Schon durch wenige Züge aus einer Zigarette ziehen sich die Haargefäße (Kapillaren) korkenzieherförmig zusammen. Das Blut fließt langsamer. Teilweise kommt es zu Stauungen im Netz der feinsten Äderchen, die immerhin ¾ der gesamten Oberfläche der Blutwege (von ca. 6200 qm, beinahe die Größe eines Fußballplatzes) ausmachen. Störungen in diesem System klingen nach dem Genuß nur einer Zigarette erst nach etwa einer Stunde wieder ab. Alle Organe, alle Funktionen hängen von der guten Durchblutung ab. Sie müssen vor zusätzlicher Belastung, vor weiteren Giften wie Teer und Schwermetallen, die mit dem Rauch eingeatmet werden, geschützt werden. Rauchen belastet den Raucher und die Umwelt mit Blei und Cadmium mehr als die Luftverunreinigung einer Großstadt.

Nikotin ist nachweislich an den Herz-Kreislauf-Erkrankungen beteiligt, die an erster Stelle in der Krankheits- und Todesstatistik stehen. Das Bundesgesundheitsministerium schätzt, daß jährlich bei uns 140 000 Menschen vorzeitig sterben, nur weil sie rauchen. Dazu kommen noch etwa 100 000 Frühinvalide. Raucher von mehr als 20 Zigaretten täglich verkürzen ihr Leben um rund 12 Jahre. 40 % aller Krebserkrankungen wären durch Nichtrauchen vermeidbar. Lungenkrebs – zu 90 % durch Rauchen verursacht – erreicht mit zigtausenden von Todesfällen alljährlich neue Rekorde. Die britische Ärztegesellschaft bezeichnete die Zigarette als »Massenmörder«, und die Weltgesundheitsorganisation stellte fest: »Durch keine andere Einzelmaßnahme könnten mehr Menschenleben gerettet und mehr Krankheiten verhütet werden als durch eine deutliche Senkung des Zigarettenkonsums.« Besser müßte es heißen: durch Nichtrauchen! Denn alle Mäßigkeitsappelle haben sich längst als völlig wirkungslos erwiesen.

Im Fasten sich das Rauchen abgewöhnen!

Da während einer Kur in einer Fasten-Klinik Rauchen generell untersagt ist, scheint es ein Leichtes zu sein, den Entschluß, mit dem Rauchen sofort aufzuhören, in die Tat umzusetzen. Beschwerden durch den Nikotinentzug werden jetzt am leichtesten überwunden, unterstützt durch psychologische Hilfe und den ärztlichen Beistand. Viele passionierte Raucher verdanken dem Fasten die Befreiung von ihrer das Leben zerstörenden Sucht.

Nimmt ein Nicht(mehr)raucher nach dem Fasten vorübergehend an Gewicht zu, wäre das nur ein kleiner Nachteil: »Immerhin liegt die Sterberate idealgewichtiger Raucher erheblich über der von Nichtrauchern mit mehr als 30 % Übergewicht! Im Vergleich zum Rauchen bringt das Übergewicht somit ein kleineres Risiko für die Lebenserwartung mit sich« (Medizinische Klinik der Universität Düsseldorf).

Der Alkohol

Auch der vollständige Verzicht auf Alkohol während des Fastens ist geboten. Die heutigen Trinksitten führen mit großer Sicherheit zu gesundheitlichen Schäden. Vor allem bei Gewohnheitstrinkern können krankhafte Veränderungen an inneren Organen – Herz, Leber, Magen, Darm – gefunden werden. Damit sind die nachteiligen Folgen regelmäßigen Alkoholgenusses nur angedeutet. Sie können durch Fasten behoben oder schon bei einer ersten Kur wesentlich gebessert werden.

Kein Schluck Alkohol!

Das setzt jedoch strikte Enthaltsamkeit voraus. Jedes Glas Wein gefährdet den erhofften Erfolg einer Kur oder macht ihn ganz zunichte.

Alkohol im Fasten ist besonders schädlich für die Leber. Alkohol gelangt bereits durch die Schleimhaut des Mundes, der Speiseröhre, des Magens – vor allem wenn er leer ist – direkt ins Blut. Schon mit dem ersten Schluck beeinträchtigt der Alkohol alle Stoffwechselvorgänge,

- erschwert er jede Organtätigkeit
- schädigt er empfindlich den Magen
- lockt er die Magensäfte und löst damit auch Hungergefühle aus.
- Alkohol räubert die Vitaminreserven
- lähmt das Zusammenspiel zwischen wichtigen Gehirnfunktionen
- setzt alle Sinnesleistungen meßbar herab.

Die Alkoholverträglichkeit ist zwar individuell unterschiedlich, die Gesundheit wird jedoch – mehr oder weniger – *immer* in Mitleidenschaft gezogen.

Gift für die Leber!
Die Leber, das wichtigste Stoffwechselorgan, beginnt sofort mit der Verbrennung des Alkohols. Ein sich dabei bildendes Abbauprodukt (die Chemiker nennen es Azetaldehyd) ist ein »schweres direktes Lebergift«, das im Fasten »verstärkt und beschleunigt wirkt«.

Alkohol schadet weniger, wenn normal und vollwertig gegessen wird. Ganz anders ist jedoch die Lage im Fasten. Dann kann der Körper durch Alkoholgenuß »bereits nach kürzerer Zeit erheblich geschädigt werden«. Die Auf-, Umbau- und Entgiftungsarbeit der Leber, die »im Mittelpunkt des Fastenstoffwechsels steht«, wird vollständig blockiert, wenn Alkohol getrunken wurde. Dieser erzwingt eine Vorzugsverbrennung, so daß es »zum Aufstau anderer zu verstoffwechselnder Substanzen, z. B. der Fettsäuren, kommt«. Da die Leber in der Stunde nicht mehr als ca. 7 g Alkohol unschädlich machen kann, ist sie mit 20 g Alkohol, die beispielsweise in ¼ l Wein enthalten sind, gut 3 Stunden ausgelastet. Je mehr Alkohol getrunken wird, desto länger dauert dieser Prozeß, und währenddessen steigt der Akoholgehalt im Blute an. Auch nachdem der Alkohol verbrannt und ausgeschieden worden ist, hält seine schädliche Wirkung noch an. Die Zellen, die durch den Alkohol gelähmt waren, brauchen längere Zeit, um sich zu erholen und wieder voll leistungsfähig zu sein.

Eine Zusammenfassung dieser drei Fastengebote heißt also: **Selbstverantwortung.**

Diese Verantwortung für unsere Gesundheit läßt sich nicht auf den Staat und die Ärzte allein übertragen. Wenn die individuelle Verantwortung für das Leiden abnimmt, verschwinden auch wesentliche Kräfte zur Heilung einer Krankheit, meint Prof. Petersen von der Medizinischen Hochschule Hannover und wandte sich entschieden gegen die »geheime Sehnsucht nach einer Medizin ohne jede eigene Anstrengung«.

Hier, bei der Beachtung dieser drei unerläßlichen Fastengebote und einem Mindestmaß an Selbstdisziplin, ließe sich eine Einstellung beweisen, die allgemein dringend notwendig wäre und vor allem uns selber zugute kommen würde. Das Schlagwort »Selbstverantwortung« würde jetzt einen Sinn bekommen, würde dann erst seinen praktischen Wert haben.

Die seelisch-geistige Dimension des Fastens

»Hunger und Essen zielen auf Lebenserhaltung, Fasten scheinbar auf Lebensverneinung. Die asketische Situation des Fastens drückt aber in Wirklichkeit eine Sehnsucht nach höherer Erfüllung, höherer Sättigung und Befriedigung mit der Möglichkeit des inneren Wachsens zum Werdeziel des Lebens aus.«

Das Fasten ergreift den ganzen Menschen in seiner Einheit aus Körper, Seele und Geist. Der Körper ist die materielle, grobstoffliche Abbildung eines nichtmateriellen, feinstofflichen, seelisch-geistigen Wesens, d. h. alle Veränderungen des Körperlichen sind bedingt durch und bedingen auch eine Veränderung des Seelisch-Geistigen. Und wenn der Mensch im Fasten Verzicht auf Materielles übt und körperlich materiell abnimmt, so kann er mit der entsprechenden geistigen Nahrung im seelisch-geistigen Bereich wachsen.

Das Seelische umfaßt den Bereich des Fühlens und Wollens, der Gefühle und Bedürfnisse nach Liebe, Geborgenheit und vertrauensvollen zwischenmenschlichen Beziehungen. Mit dem Begriff des Geistigen ist oft das Denken gemeint, häufig im Sinne von Ratio oder Intellekt, von Vernunft und Verstand. Der geistige Bereich ist aber auch das Geistliche, die religiös-spirituelle Erfahrung, der Heilige Geist, Spiritus sanctus, der im menschlichen Leben wirksam ist als das Göttliche im Menschen. Religion bedeutet Rück-Verbindung zum göttlichen Ursprung. C. G. JUNG sagt »Gott ist eine Urerfahrung der Seele« und weist somit auf seine Art auf die enge Beziehung von Seele und Geist hin.

≡ Die Wirkungen des Fastens im Geistig-Seelischen

Das Fasten hat einen tiefgreifenden *klärenden* und *belebenden* Einfluß im seelisch-geistigen Leben und Erleben des Menschen. Fasten kann die eventuell vormals geschwächten seelischen Antriebskräfte *zu neuem Leben erwecken*. Ein Mensch, der gefastet hat, fühlt sich wieder lebendiger, lebensmutiger, vielleicht gar wie »neugeboren«. Seine Seele ist dynamisiert, psychische Energien sind erstarkt.

Was erlebt nun ein Mensch im Prozeß des Fastens, welches sind die Wirkungen, die er dabei an sich selbst beobachten kann und die schließlich zu einer Erneuerung der seelischen Kräfte führen?

Eine Veränderung im Sinne einer Erhöhung oder Intensivierung beobachten wir bei fastenden Menschen in folgenden seelisch-geistigen Bereichen:

- vegetative Empfindlichkeit/Entspannung und Gelassenheit
- Sensitivität und Offenheit gegenüber psychischen Prozessen, Nachdenken über sich selbst
- Emotionalität/Intensivierung des inneren Erlebens und Fühlens
- Problem- und Selbstdistanzierung
- seelisch-geistige Reinigung
- seelisch-geistige Inspiration/spirituelles und religiöses Erleben
- seelisch-geistige Regeneration

Veränderung der vegetativen Befindlichkeit
Die vegetative Umstellung durch das Fasten besteht in einer Änderung, die man vom Ergebnis her vereinfacht als die Herstellung eines neuen, vegetativen Gleichgewichts beschreiben kann. Der Mensch lernt wieder eine Pause einzulegen, zu verweilen, nach Perioden der Überspannung wieder *Lösung* und *Entspannung* sinnlich an sich zu erfahren.

Gerade Menschen, die fortwährend relativ hohen inneren Spannungszuständen ausgesetzt sind, können diese Erfahrung als erlösend erleben und somit eine Ahnung von innerer Ruhe und Gelassenheit bekommen. Fasten führt zur Wiederherstellung der Entspannungsfähigkeit und eventuell sogar zu tieferer, innerer Ruhe.

Höhere Sensivität und innere Offenheit
Fastende Menschen berichten oft, daß sie ihre *Sinneswahrnehmungen* deutlicher und klarer erleben »Meine Augen öffneten sich wie neue für den Reichtum an Farben um mich herum«. Die abgestumpften Sinne beginnen wieder zu leben, werden sensitiv »noch nie im Leben habe ich Töne, Geräusche und Klänge so intensiv erlebt wie beim Fasten«. *Intellektuelle Betätigung* wie Denken, Lesen und Schreiben kann

zwar in bestimmten Phasen des Fastens als mühevoller erlebt werden, aber oft überraschend weichen diese Perioden einer mühelosen Erfahrung. Alle diese Sinnes- und Denkprozesse sind auf einmal leichter und flüssiger, nicht kräftezehrend, sondern kräftespendend. Auch *das Nachdenken über sich selbst* ist dem fastenden Menschen vertraut. Es fällt ihm leichter, sich selbst gegenüber offen zu sein, die eigene, gegenwärtige Lebenssituation anzuschauen und wirklich zu erkennen.

Intensivierung des inneren Erlebens und Fühlens

Wir machen die Beobachtung, daß das emotionale Erleben im Fasten stärker ausgeprägt ist. So kann ein fastender Mensch zunächst heftigen Gefühlsschwankungen ausgesetzt sein. Die eventuell auftretende niedergeschlagene Stimmung wird mit der Fastenkrise in Verbindung gebracht; der stimmungsmäßige Pendelausschlag in die andere Richtung ist die bekannte Fasteneuphorie. Die Erregung von Gefühlen oder auch gefühlsmäßigen Konflikten im Fasten hat jedoch oft eine heilsame Wirkung auf den Fastenden. Eine psychische Weiterentwicklung ohne Emotionen ist nicht möglich.

»Emotion ist jener Moment, wo der Stahl auf den Stein trifft und ein Funke herausgeschlagen wird. Emotion ist die Hauptquelle aller Bewußtwerdung. Es gibt keinen Wandel von Finsternis ins Licht von Trägheit in Bewegung ohne Emotion« (C. G. JUNG).

Durch die stärkere Beachtung der fühlenden Seite seines Wesens, kann es durchaus sein, daß der fastende Mensch sein seelisches Leiden phasenweise schmerzhafter erlebt als in seinem Alltagsleben, wo er es leichter verdrängt. Das emotionale Erleben aber gibt gerade den Anstoß für eine psychische Weiterentwicklung. Die erlebte Krise ist dann eine Heilungskrise und so kann »der Sinn des Lebens« gerade »im Unsinn des Leidens« offenbar werden (Dr. OTTO BUCHINGER).

Größere Problem- und Selbstdistanzierung

Vielleicht mag es auf den ersten Blick verwundern, daß das gefühlsmäßige Betroffensein genauso wichtig ist wie die Erfahrung, zu den eigenen Problemen im Fasten eine größere Distanz zu bekommen. Tatsächlich ist die Erfahrung, ein bestimmtes Problem, Sorgen, Ängste für eine gewisse Zeit gar nicht mehr oder zumindest relativiert und mit viel mehr Abstand zu erleben, auch eine wichtige Fastenerfahrung. Im Fasten treten die äußeren, belastenden Lebensbedingungen vorübergehend zurück. Ablenkung und Zerstreuung von dem, was für die einzelnen Menschen wesentlich scheint, wird geringer. So hat der Mensch Zeit und ein gewisses Maß an innerer Ruhe für das Wagnis, sich auf sich selbst einzulassen. Und da ein größerer Abstand zwischen dem Verständnis seines Problems und der Notwendigkeit, die Lösung sofort in die Realität umzusetzen liegt, gelingt es dem Menschen eher, sein Vertrauen in sich selbst wieder wachsen zu lassen.

Fasten heißt für eine gewisse Zeit eine unserer elementarsten, lebensnotwendigen Gewohnheiten aufgeben: das Essen. Solch eine radikale Unterbrechung unserer Gewohnheiten ist wie das Verlassen eines alten, ausgetrampelten Pfades, auf dem man gedankenlos einhergeht. Durch das Verlassen des Gewohnten werden wir wieder aufmerksam auf das Gehen, können dann wach und bewußt auf den Lebensweg zurückkehren. Dadurch, daß wir Abstand von dem Gewohnten einnehmen, können wir unsere gegenwärtige Situation erkennen und damit neue Sichtweisen und Perspektiven gewinnen. Fasten führt zu solch einer veränderten Perspektive.

So nimmt es gar nicht wunder, daß Menschen, die den Zeitpunkt ihres Fastens von innen heraus, d. h. intuitiv bestimmen, sich oft auf der Schwelle zwischen zwei verschiedenen Lebensphasen oder sich unbewußt am Beginn einer neuen, seelischen Entwicklung befinden. Fasten wird hier zu einem bewußt oder unbewußt gewählten Übergangsritual, zu einer Wegscheide am Lebensweg, an der der fastende Mensch bewußt wählen kann, welchen Weg er nun einschlagen möchte. Ein altes, jüdisches Sprichwort sagt: »Der Mensch wird geboren, um zu wählen«. Mit einer neuen Sicht der eigenen Person und der gegenwärtigen Lebensaufgabe, mit einer bewußten Wahl kann ein Sprung vorwärts der seelischen Kräfte einhergehen. »Weiter!« (Dr. OTTO BUCHINGERS »Wahlspruch«).

Seelisch-geistige Reinigung
Fastende Menschen werden durch das Fasten von überflüssigem Gewicht erleichtert. Auf der körperlichen Ebene, wie auf der seelisch-geistigen fühlen sie sich leichter, aber ebenso beweglicher, flexi-

bler. Und wie in unserem Körper, gibt es auch in unserer Psyche Ballast, den wir mit uns herumschleppen. Verborgene Konflikte, verdrängte Gefühle schränken unser Wohlbefinden ein und verhindern, daß wir mehr von dem Potential unserer Lebensenergie ausschöpfen. Die Erfahrung der Reinigung liegt für die Psyche in der *Bewußtwerdung* und dem *Gefühlsmäßig-Betroffen werden* von bisher *Verborgenem*. Des weiteren im Loslassen von Reaktionen und Gefühlen, die nicht mehr dem seelischen Reifungsstand entsprechen. Aber loslassen kann man nur das, von dem man erkannt hat, daß man daran festhält. Seelisch-geistige Reinigung ist somit Selbsterkenntnis. Ein Beispiel für solch eine innere Reinigung, dem Ausscheiden von »seelischen Schlackenstoffen« ist ein Mensch, dem bewußt wird, daß er in seinem bisherigen Leben nicht in der Lage war, sich gegenüber anderen abzugrenzen, Nein statt Ja zu sagen, wenn er innerlich Nein fühlt. Natürlich wird dieser Mensch lernen, auch seine eigenen Bedürfnisse als wertvoll zu schätzen. Zuvor aber muß er erkennen, in welchen Situationen das innere Heilmittel, für andere Menschen da zu sein, sich für ihn durch ein Zuviel zu einem Gift gewandelt hat.

Seelisch-geistige Inspiration

Die stärkere Beachtung und Achtung des geistig-seelischen Bereiches des Menschen während des Fastens läßt sich auch in dem *gesteigerten Traumerinnerungsvermögen* erkennen. Die Erklärung hierfür mag in der geringeren Schlaftiefe während der Fastenperiode liegen. Entscheidend ist aber, daß der fastende Mensch die Chance erhält, neben der bewußten Erinnerung des Traumes, sich auch seiner Bedeutung zu nähern. Die bildhafte, oft völlig unsinnig erscheinende Sprache des Traumes ist die Ursprache der Seele. Im Fasten haben wir die Möglichkeit, diese Sprache verstehen zu lernen und von möglichen Erkenntnissen, die darin verborgen liegen, inspiriert zu werden.

Träume wurden ursprünglich als von den Göttern übersandte Botschaft angesehen. So ist in der Antike im Zeitalter der Orphik nur die seelische Heilung durch einen gottgesandten Traum möglich. Bekannt ist das Heiligtum des ASKLEPIOS auf der Insel Kos, wo sich die Pilger auf der Suche nach Heilung einem Fasten- und Reinigungsritual unterzogen, an dessen Ende ein Visionsschlaf lag, der den Suchenden Antwort, Lösung und Heilung in einem visionären Traum brachte.

Auch heute noch finden fastende Menschen unverhofft Lösungen für drängende Probleme im Traum oder im Tagtraum. Ein Geschenk aus den tieferen Schichten der Seele. Die Pforten zwischen bewußten und unbewußten seelischen Vorgängen sind immer geöffnet. Im Fasten öffnen sich dem suchenden Menschen die Tore noch weiter, bieten Zugang zu tiefen, seelischen Kräften. Träume oder Visionen, die sich in solch einem Fasten offenbaren, können überpersönlich sein. Sie lassen uns ahnen, daß die Seele in ihrer Tiefe und Weite mit dem Göttlichen verbunden ist.

Seelisch-geistige Regeneration

An dieser Stelle soll versucht werden, die regenerierende Wirkung des Fastens aus der Entwicklung des menschlichen Bewußtseins in der geschichtlichen Zeit verständlich zu machen. Die Urkräfte der Seele haben sowohl das Potential, Leben zu zerstören als auch Leben zu schöpfen.

In der frühen Phase der Entwicklung unseres Bewußtseins war der Mensch noch Teil der ihn umgebenden Naturprozesse. In der magisch-mythischen Phase der Entwicklung des Bewußtseins waren zerstörende und schöpferische Kräfte noch nicht getrennt. So finden wir in fast allen alten Kosmologien das Motiv der Opferung als ein zentrales Thema. Das Opfer ist das freiwillige Darbieten etwas Lebendigem an den Urgrund des Lebens (Gott). Das frühe magisch-mythische Bewußtsein wußte, daß neues Leben nur aus Vergehen und Vergänglichkeit entstehen kann. Und so wurde der ewige Zyklus des großen Kreises, der Übergang vom sterbenden alten zur Geburt neuen Lebens durch Opferrituale begleitet.

Vielleicht ist in der Tiefe unserer Seele noch heute diese Erfahrung verankert, daß nämlich nur durch Zerstörung von altem neues Leben geschaffen werden kann. Opferrituale können so als eine Technik zur Erhaltung und Erneuerung der seelischen Kräfte angesehen werden. Es ist also nur ein scheinbares Paradox, sich im Fasten eine gewisse Zeit den lebensverneinenden Kräften (nicht essen) zu weihen, da wir durch dieses Opfer Erneuerung und ein Wiederaufleben der schöpferischen Kräfte erfahren.

Die frühen Opferrituale wandeln sich in der Evolution des menschlichen Bewußtseines zu Reinigungs- und Sühneritualen. Das menschliche Bewußtsein versucht, sich nun von dem Dunklen, Bösen, Zerstörerischen durch Reinigung und Sühne zu befreien (von daher auch das Verständnis des Fastens als innere Reinigung).

Die ursprünglichste Erfahrung des Bewußtseins bleibt jedoch bestehen: zeitweiliger freiwilliger Verzicht auf Lebenserhaltung führt zu Wiederkehr und Erhaltung der lebensspendenden Kräfte! In diesem Urwissen des menschlichen Bewußtseins liegt das Geheimnis der lebenserneuernden und lebensschöpfenden Wirkung des Fastens.

Fasten und Psychotherapie

Die erhöhte *Fähigkeit zu entspannen*, die verbesserte Problemeinsicht und Selbstdistanzierung, die erhöhte Emotionalität und *emotionale Erlebnisfähigkeit* bis hin zum Erleben von *außergewöhnlichen Bewußtseins- und Gefühlszuständen* sind Begleiterscheinungen und Wirkungen des Heilfastens. All diese Faktoren können auch als Wirkung eines positiv verlaufenden, psychotherapeutischen Prozesses beschrieben werden. So liegt nahe, daß psychotherapeutische Methoden den inneren Regenerationsprozeß im Fasten wesentlich unterstützen können.

»Erkenne dich selbst« steht am Eingang des Apollon-Tempels zu Delphi. Die Selbsterkenntnis ist Portal wie Ziel des seelischen Entwicklungsprozesses. Auf einer niederen Ebene ist Psychotherapie Hilfe bei Problemlösungen, auf einer höheren Ebene Katalysator für seelische Entwicklungsprozesse und Selbstentfaltung. Die Bewußtwerdung der eigenen Lebenssituation und der eigenen Person, einschließlich der »dunklen« Persönlichkeitsanteile, die wir lieber auf die anderen projizieren unter Einschluß der emotionalen Betroffenheit, führen zu einer größer werdenden Selbstakzeptanz – setzen so den seelischen Wachstumsprozeß in Gang.

Es ist deutlich geworden, daß das Heilfasten allein schon diesen Wachstumsprozeß anregt. Wieviel mehr können wir erreichen, wenn wir den inneren Reinigungs- und Regenerationsprozeß im Fasten mit psychotherapeutischen Hilfsangeboten gezielt unterstützen und fördern.

Im therapeutischen Angebot der BUCHINGER-Klinik geschieht dies in erster Linie durch psychotherapeutische Einzel- und Gruppengespräche. Hierbei macht der fastende Patient die Erfahrung, in seinem Problem und seiner Person vom Therapeuten voll angenommen zu werden und erst, wenn der Patient sich angenommen und akzeptiert fühlt, ist er in der Lage, sein Problem von einer anderen Warte aus zu sehen oder gar die Konfrontation mit einer unliebsamen Wahrheit über sich selbst zulassen zu können. Akzeptanz und Konfrontation im psychotherapeutischen Prozeß führen zur Änderung.

Außerdem sollte nicht übersehen werden, daß die Lockerung im seelischen Gefüge und damit die Chance zur inneren Reinigung, wie im körperlichen Bereich auch, einen Ausfluß haben muß. Im Seelisch-Geistigen ist dieser reinigende Ausfluß der Ausdruck über das Sprechen, Schreiben und Malen. Jeder Mensch kennt die befreiende Wirkung des Sich-jemanden-Anvertrauens.

Unsere Erfahrung ist die, daß der Erfolg einer Heilfastenkur durch das In-Anspruch-nehmen von psychotherapeutischen Angeboten noch vertieft werden kann. Hierbei wird jedoch psychotherapeutische Unterstützung immer Hilfe zur Selbsthilfe bleiben. Der Therapeut kann zwar eine bestimmte Richtung aufzeigen und vorschlagen, sich für diese Richtung entscheiden und den Weg gehen muß der Patient selbst.

Welche praktischen Möglichkeiten hat nun ein Patient bei BUCHINGER, den inneren psychischen Veränderungsprozeß zu unterstützen?

Die erste Kontaktaufnahme mit dem »inneren Menschen« geschieht häufig über das *Autogene Training*. Das Autogene Training ist eine Methode der konzentrativen Selbstentspannung und führt den Übenden zu einer Erfahrung der körperlich-geistigen Ruhe. Diese Erfahrung des Entspannens und des Loslassens ist ein inneres Erlebnis und führt zur inneren Wahrnehmung von Empfindungen, Gefühlen und Bildern. Das Autogene Training ist im wesentlichen eine Entspannungsmethode, aber neben dem Effekt der wohltuenden Entspannung kann sich für einige Menschen das Tor zu bisher verborgen gebliebenen, seelischen Räumen aufstoßen.

Hilfe hierbei können *imaginative Methoden* wie geleitete Phantasien oder geführtes Bilderleben sein. In einem tiefen Entspannungszustand ist der Mensch offener und empfänglicher für den Bereich der inneren, seelischen Bilder. Angeleitete Imagination (wie z.b. ein Sonnenaufgang), werden mit den inneren Sinnen erlebt, können so als innere Kraftquelle wirken, ähnlich dem tatsächlichen Erleben eines erhebenden Sonnenaufgangs.

Die subjektive Ausformung der erlebten inneren Bildergeschichte, das eventuelle Auftauchen von vergessenen oder verdrängten Erfahrungen während dieses Prozesses, die vielleicht verwundern oder gar irritieren, kann dann einer psychotherapeutischen Verarbeitung im Einzel- oder Gruppengespräch zugänglich gemacht werden. So ergibt sich die Chance, daß Inhalte aus tieferen Schichten des Unbewußten dem Bewußtsein verständlich gemacht werden.

Imaginative Methoden kann man mit dem künstlichen Hervorbringen von *Träumen* vergleichen. Und auch in unseren nächtlichen Träumen liegen Schätze, die gehoben werden möchten. So kann uns die Auseinandersetzung mit unseren Träumen zu einer Erkenntnis unserer gegenwärtigen Lebenssituation führen. Oder ein Traum führt uns deutlich vor Augen, welchen Aspekt unserer Persönlichkeit wir in unserem Leben unterdrücken und daher befreien müssen, um gesund und ganz zu werden.

Neben der *Traumarbeit* ist auch das *Malen* von *Spontanbildern* eine Möglichkeit mit dem eigenen Unbewußten in Kontakt zu treten und es für Selbsterkenntnis und seelische Entwicklung zu nutzen. Für Teilnehmer an der Gruppenarbeit ist es immer wieder überraschend, welche Erkenntnisse sie über sich selbst offenbaren können, wenn man lernt eigene, spontan gezeichnete Bilder als einen Ausdruck unseres eigenen Unbewußtseins anzunehmen und zu verstehen.

Geführte Imagination, Traumarbeit, Spontanbildzeichnungen und auch Körper- und Atemübungen können als Hilfestellungen und Erkenntnisquellen in der Einzel- und Gruppenarbeit genutzt werden, um sich der eigenen, körperlich-seelischen-geistigen Ganzheit wieder zu nähern oder sie gar wiederherzustellen.

Vielleicht vermitteln diese Erfahrungen auch eine Ahnung davon, daß das Sich-Einlassen und das Erforschen der eigenen Seele eine der letzten großen Abenteuer des heutigen Menschen sind. Es ist deutlich geworden, daß gerade Fasten zu einer Fülle Erfahrungen und Möglichkeiten führen kann, dieses Abenteuer wirklich zu erleben und vielleicht sogar in diesem Prozeß wertvolle Schätze zu bergen.

Für eine weitere kleine Psychotherapie, für eine Seelsorge an der eigenen Seele, die bereichert, Kräfte schenkt und immer wieder ins seelische Gleichgewicht bringen kann, hat GOETHE ein einfaches Rezept gegeben:

> »Man sollte alle Tage wenigstens ein kleines Lied hören, ein gutes Gedicht lesen, ein treffliches Gemälde sehen und wenn es möglich zu machen wäre, einige vernünftige Worte sprechen.«

══ Bibliotherapie

Den Faster zum Lesen zu bringen, ist ein erstes Erfordernis. Im Fasten haben wir endlich wieder einmal Zeit, ein Buch zusammenhängend zu lesen. Der Fachausdruck Bibliotherapie umschreibt, daß Literatur heilsam sein, Trost geben und Hoffnungen bestärken kann. Dichtung ist Botschaft an den Menschen, gibt Sinnbilder. Sie ist Sinngebung.

══ Musik: Medizin der Seele

Auch in der Musik liegt eine »tröstende, heilende Kraft«. Damit ist die seit dem Altertum beschriebene Wirkung der Musik nur angedeutet; schon PLATON fand: »Musik ist eine Medizin der Seele.« Als »Musiktherapie« wird ihre Wirkung längst als Methode der Psychotherapie zur Behandlung seelischer Krankheiten und der damit verbundenen organischen Störungen angewandt.

> »Rhythmus, Klang und Melodie wirkt umstimmend auf das seelische und körperliche Gefüge des Menschen. Was liegt näher, als das Einbeziehen auch der Musik in die Diätetik des inneren Menschen, besonders während des Fastens«
> (Dr. BUCHINGER).

Auch hier sind Schätze, die nur gehoben zu werden brauchen – die noch nie so leicht zu haben waren wie heute. Fasten macht empfänglicher, durchlässiger für positive wie für negative Eindrücke.

Der körperlichen Über- und Fehlernährung entspricht eine seelische Unter- und Fehlernährung. Fasten macht beides offen-
kundig. Durch Fasten und im Fasten kann der Ausgleich her-
beigeführt werden.

Noch liegt es an uns, noch haben wir die Freiheit, gesunde
geistige und seelische Kost zu bevorzugen. Im Fasten ist es ein Gebot der
»Hygiene des inneren Menschen«!

Fernsehen und Fasten

In diesem Zusammenhang stellt sich die Frage, ob Fernsehen zu
den krankmachenden Streßfaktoren gezählt werden muß, und ob es
daher im Fasten schadet.

Aus einer Fülle wissenschaftlicher Untersuchungen und ärztlicher Feststellungen seien die wichtigsten Folgen der Reizüberflutung
durch Fernsehen hervorgehoben: Kopfschmerzen, Erschöpfungszustände, Überbelastung des vegetativen Nervensystems, Schreckreaktionen,
Schlafstörungen, Anstieg der Herzfrequenz und des diastolischen Blutdrucks, Herzrhythmusstörungen, Bewegungsmangel.

Die mehr als doppelt so starke Beanspruchung des Gehirns
durch optische als durch akustische Reize läßt es erst nach Stunden zum
Absinken des sogenannten Schlafstörungspegels kommen. Häufiges
Fernsehen führt daher zu Schlafstörungen, mindert die Vitalität, senkt
die geistige Aufnahmebereitschaft, zieht Konzentrationsmängel und
schnelle Ermüdung nach sich.

Besserung von diesen Beschwerden kann erst bei einer Fern-
sehpause von zwei bis vier Wochen erwartet werden. Fernsehen belastet
in besonderer Weise die Augen und zwingt sie zu ständigen, auf die
Dauer schädigenden Anpassungsleistungen.

Wenn man sich dann noch darüber klar wird, was sich viele
kritiklos tagtäglich »vor Augen halten«, dann muß man sich fragen, ob
nicht eine freiwillige – wenn auch nur vorübergehende – Fernsehabsti-
nenz geradezu ein Gebot seelischer Hygiene wäre. Zumal und vor allem
im Fasten, wenn der eigentliche Sinn des Fastens, der leibliche *und*
seelische Gesundheit meint, nicht aus dem Auge verloren werden soll.

≡ Spirituelle geistig-geistliche Erfahrungen

Von Anbeginn der Geschichte haben Menschen gefastet, sind »in die Wüste« gegangen, in die Stille der Abgeschiedenheit, um im Verzicht auf das Materielle die spirituell-geistige Kraft zu stärken, um sich zu be-sinn-en, sich auf den Sinn, auf das Höhere Transpersonale Transzendente auszurichten (s. Mose, Elia, Jesus, Buddha u. a.). In den Essener Evangelien sagt Jesus: »Der Körper ist der Tempel des Geistes und der Geist ist der Tempel Gottes. Darum reinigt den Körper und den Geist, erneuert Euch und fastet, damit der Herr des Tempels darin wohnen kann«. Fasten soll nicht leib- und lebensfeindlich sein, sondern wir sollen uns auf und über bewußteres Leben freuen und es neu und dankbar genießen. Fasten zum Leerwerden vom Ego und um dem Göttlichen in uns Platz zu machen.

So hat auch Jesus Christus von Beginn seines öffentlichen Wirkens 40 Tage in der Wüste gefastet, um sich Kraft zu holen für seinen Weg über das Kreuz zur Auferstehung. Nach 40 Tagen konnte er den Versuchungen der irdischen Welt und des eigenen Schattens widerstehen (Matth. 4): Nicht nur die leibliche Nahrung, sondern auch die Geistige; nicht Überheblichkeit und Hochmut, sondern Gehorsam und Demut; nicht Macht und Materielles haben wollen, sondern dienen und geistiges Sein.

Nach diesen bestandenen Versuchungen, die wir alle auch täglich neu zu bestehen haben, sammelte Jesus seine Jünger und hielt seine Programmrede, die Bergpredigt (Matth. 5–7). Darin finden wir auch das Fasten (Matth. 6,16), das wir aber nicht prahlerisch nach außen, sondern still im Verborgenen machen sollen.

Und mit dem Fasten gleichrangig wichtig sind Beten (Matth. 6,5–15) und das Almosengeben (Matth. 6,1–4); Beten und Meditation in der Stille als »Senden und Empfangen«, und die eingesparte materielle und die hinzugewonnene geistige Nahrung an die Mitmenschen weitergeben in tätiger toleranter Nächstenliebe und sozialem und ökologischem Engagement.

Schließlich ist das Fasten als Übung von Verzicht und Loslassen ein Stück weit Sterben einüben, rechtzeitige geistige Vorbereitung auf stufenweisen Abschied von der materiellen Welt und von unserem Körper. Das Bewußtsein dieses Abschieds hilft uns, bewußter und dankbarer zu leben.

Die das Fasten unterstützenden Hilfsmethoden

Fasten und Medikamente

»Für mich steht Weite, Breite und Tiefe der Wirkung des Heilfastens an erster Stelle und außerhalb jeder Diskussion, so daß alle begleitenden Maßnahmen nur Hilfsmethoden genannt werden dürfen. Aber ohne ihre Hilfsmethoden halte ich die Fastenkur für eine halbe Kur. Fehlschläge sind bei richtiger Indikationsstellung auf den Mangel an Stütz- und Hilfsmethoden zurückzuführen.« (Dr. BUCHINGER)

In diesem Zitat betont Dr. BUCHINGER erneut, wie tiefgreifend heilend das Fasten auf den menschlichen Organismus wirkt. Insofern stellt es ein Heilmittel erster Ordnung dar. Die begleitenden Therapien während des Fastens stehen an zweiter Stelle, obwohl sie jede für sich sehr wirkungsvolle Behandlungsweisen der Naturheilkunde sind. Das erkrankte Tier verzichtet in aller Regel instinktiv auf Nahrung, ein Beweis, daß die Natur die Methode des Fastens benützt, um die Selbstheilungskräfte zu unterstützen. Deshalb sollten die begleitenden Behandlungsmaßnahmen möglichst auf dieser natürlichen Ebene der Anregung zur Selbstheilung bleiben.

Der Körper des Fastenden ist sensibler, feinfühliger und durchlässiger geworden. Er antwortet auf jeden Reiz, auf jeden Impuls von außen, insbesondere auf jede Arzneigabe stärker als gewöhnlich. Gibt man zu stark wirksame Medikamente, kann man die positive Wirkung des Fastens blockieren, ja sogar völlig umdrehen. Deshalb sollten alle hochwirksamen Pharmaka möglichst reduziert oder langsam abgesetzt werden, dies gilt vor allem für Schlaf- und Beruhigungsmittel. Da die Arzneimittelempfindlichkeit größer geworden ist, kommt man meistens mit pflanzlichen Heilmitteln aus. Es ist anzustreben, daß am Ende des Fastens keine Medikamente mehr gebraucht werden. Erst dann kann man eigentlich sagen: Patient vorerst gesund. Der fastenerfahrene Arzt unterläßt nicht nur entbehrliche Arzneimittelbehandlung, er beläßt selbstverständlich auch so lange bereits verordnete oder gewohnte Medikamente, bis darauf verzichtet werden kann.

Allopathische Medikamente

Oft zwingt die veränderte Reaktions- und Stoffwechsellage im Fasten, bestimmte pharmakologisch-chemische Medikamente abzusetzen; dies gilt vor allem für einige Mittel zur Behandlung von Bluthochdruck, z. B. Betablocker, blutgerinnungshemmende Substanzen und Entwässerungsmittel. Auch Cortison und Antibiotika sind mit dem Fasten meistens nicht vereinbar. Auf Rheuma- und Schmerzmittel sollte im Fasten ebenfalls verzichtet werden, da sie den leeren Magen zu stark belasten. Viele andere herkömmliche Pharmaka der Schulmedizin stören nicht direkt die Heilwirkung des Fastens, da sie aber fremdregulierend in den Organismus eingreifen, hindern sie den Körper daran, wieder völlig zu seiner eigenen Regulation zurückzukehren. Gerade aber um die Wiederherstellung der Selbstheilungskraft geht es im Fasten.

Homöopathie

Der erfahrene Fastenarzt wird bei der Wahl des Arzneimittels, sei es allopathisch, pflanzlich oder homöopathisch, immer nach der individuellen Ausgangslage des Patienten entscheiden und aus der wachsamen Beobachtung des Fastenverlaufes das angemessene Medikament geben. Der fastende Organismus ist wesentlich empfänglicher oder besser gesagt offener für jeden therapeutischen Reiz; so können homöopathische Feinreize durchaus einen kräftigen Einfluß auf die körpereigenen Regulationsmechanismen haben. Die Homöopathie SAMUEL HAHNEMANNS ist giftfrei und ohne schädliche Nebenwirkungen. Homöopathische Mittel gehören im Fasten deswegen zu den angemessenen und wirkungsvollen Arzneiverordnungen. Von der Regel abweichende Fastenverläufe und dabei entstehende bestimmte Krankheitsbilder sprechen auf das richtig gewählte homöopathische Mittel gut an. So gut, daß in Fällen, in denen sonst vielleicht das Fasten abgebrochen werden müßte, eine Fortführung noch möglich ist. »Den größten Nutzen stiftet die Homöopathie bei der Steuerung des Fastens selbst.« (Dr. BUCHINGER)

Nux vomica wird bei allen diesen Krankheitserscheinungen, welche im Fasten häufig auftreten, erfolgreich angewandt. Deshalb ist es das wichtigste homöopathische Fastenmedikament.

Beschwerden bei denen das homöopa- thische Mittel Nux vomica gegeben wird:	Krankheitserscheinungen, die häufig im Fasten auftreten:
Zustand nach Medikamentenmiß- brauch (Übermedikation)	Fastensymptome Entzugserscheinungen
Verlangen nach Genußmitteln	Gelüste auf Alkohol, Rauchen, Schlemmereien
große Reizbarkeit	Empfindlichkeit gegen äußere Eindrücke, zieht sich zurück
belegte Zunge mit üblem Mundgeruch	typische Fastenzunge mit dickem, weiß- gelbem Belag und starkem Mundgeruch
Übelkeit mit Kopfschmerzen	anfänglicher Fastenkater
Völlegefühl	Blähungen
Magendruck	Steingefühl im Oberbauch
Kreuzschmerzen	Einfasten-Kreuzschmerz

Vitamine und Mineralien

Unsere Böden und damit auch unsere Nahrungsmittel sind durch die chemische Düngung an bestimmten Mineralien (z. B. Magnesium) und Spurenelementen verarmt. Leider haben viele Menschen der zivilisierten Welt auch eine falsche Ernährung, welche zu wenig lebenswichtige Vitamine und Mineralien enthält. Vor allem die sogenannten Diätomanen, also Menschen die ständig mit Abmagerungsversuchen beschäftigt sind und einseitige Diäten durchführen (Atkins etc.) gehören zur Gruppe der vitaminunterversorgten Menschen. Aber auch die Eßsüchtigen, die sich total einseitig nur ihre Vorzugsspeise einverleiben (z. B. Zucker- und Gebäcksucht). Wie wir wissen, ist im Zucker, im Weißmehl und in den meisten Fettarten kein einziges dieser essentiellen Substanzen vorhanden; sie bestehen nur aus leeren Kalorien. Wenn die Menschen der vorgenannten Gruppe fasten, dann muß man ihnen Vitamine und Mineralien evtl. auch Spurenelemente geben, damit sie nicht noch mehr daran verarmen. Das würde die Stoffwechselvorgänge noch mehr bremsen, der Fastenverlauf wäre sicher schwierig. Bei den Vitaminen sind besonders die B-Vitamine im Auge zu behalten; Mangelerscheinungen drücken sich nicht nur im Blutbild, sondern auch in schlechter Heilhaut, Haarausfall usw. aus. Eine trockene Haut vor dem Fasten könnte Ausdruck eines Mangels an essentiellen Fettsäuren sein, die ja früher als Vitamin F bezeichnet worden sind. Also wird man in diesem Fall während des Fastens kaltgepreßtes Öl in Karottensaft oder Magerquark dazugeben, um weiterem Mangel dieses lebenswichtigen Stoffes vorzubeugen.

Akupunktur

Bei vielen Krankheitserscheinungen, bei denen Akupunktur erfolgreich angewandt wird, hilft auch das Fasten. Beides sind Methoden, um das verstimmte Instrument des Körpers wieder in eine harmonische Grundschwingung zurückzuführen.

In allen Fällen, die nicht zu lange zurückliegen und eher leichter Natur sind, kann man getrost dem Fasten die Heilarbeit überlassen.

Ist aber die Verstimmung chronisch und das Regulationssystem blockiert, bedarf es manchmal eines umstimmenden Anstoßes. Deswegen braucht man in manchen Fällen zu Anfang des Heilfastens die Akupunktur, um eine Blockierung schneller zu beheben. Häufig reicht da schon eine Behandlung, wie z. B. bei wiederkehrendem Kopfschmerz etc.

Bei schlanken und energiearmen (= kalten) Patienten gestaltet sich das Heilfasten manchmal schwierig. Hier kann man über Zufuhr von Wärmeenergie über spezielle Akupunkturpunkte = Moxa das leichte Energiedefizit, das im Fasten auftreten kann, ausgleichen. Insofern ist die Akupunktur ein außergewöhnliches Zusatzinstrument, um schwierig zu behandelnde Krankheitsbilder zusammen mit dem Heilfasten zu therapieren.

Weitere Anwendungen

Wir wollen jetzt die medikamentöse Unterstützung des fastenden Organismus hinter uns lassen und uns anderen Möglichkeiten zuwenden, den Körper mit gezieltem Impulsen lenkend zu beeinflussen. Diese Reize, welche vor allem das autonome Nervensystem beeinflussen, müssen ebenso wie die Medikamente in ihrer Wirkungsstärke fein dosiert werden. Hier haben wir mit den verschiedenen Reflextherapien, Massagen, Packungen, Wasseranwendungen, aber auch mit der Bewegung eine feinstufig abgestimmte Palette.

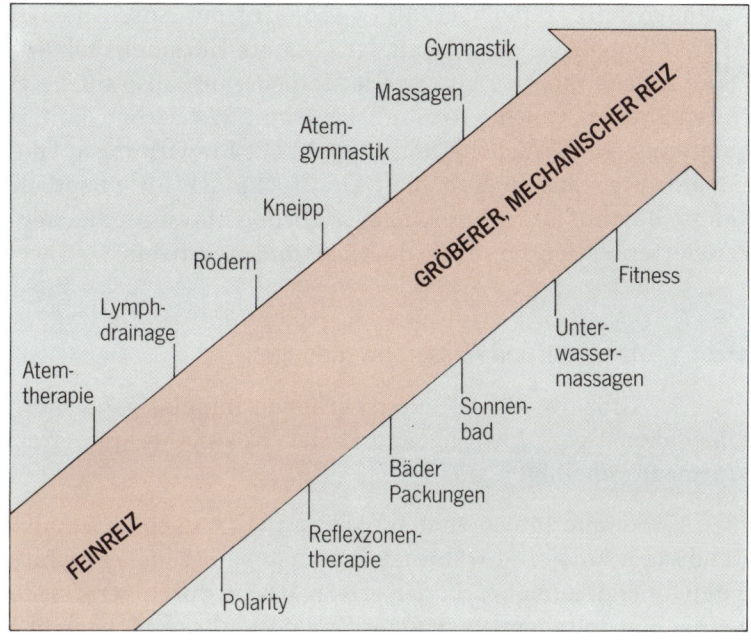

Abb. 10   Skala über die Art des Reizes in Bezug zur Wirkungsstärke.

Das Rödern

Ein schon wesentlich deutlicherer und kräftigerer Reiz wird mit dem Rödern erzeugt (so nach dem Wuppertaler Arzt Dr. RÖDER benannt). Dabei werden Beläge oder Pfröpfe (die wie Herde an den Zähnen gefährlich streuen können) von den Gaumen- bzw. Rachenmandeln abgesaugt bzw. gewischt. Damit wird der Lymphabfluß aus Mund- und Nasenbereich von Blockierungen befreit. Diese Anwendung empfiehlt sich besonders für die häufig Erkälteten, Kopf- und Magenschmerzpatienten. Die eigentlich stimulierende Wirkung der Rödertherapie wird durch die Massage der Nasenschleimhäute mit einer wattierten Sonde ausgelöst. Der Wattebausch wird mit einer Mischung aus ätherischen Ölen benetzt. Dann führt der Arzt die Sonde gefühlvoll durch die unteren Nasengänge ein, bis er an der Rachenhinterwand anstößt. Damit werden die Reflexzonen der Nasenschleimhäute stimuliert, welches sich in einer stärkeren Durchblutung des gesamten Körpers äußert. Bei

Anstoßen an der Rachenhinterwand wird ein Anteil der Hypophyse (Hirnanhangdrüse) und damit der gesamte Hormonhaushalt angeregt. Diese einfache aber wirkungsvolle Methode wirkt also auf das vegetative Nervensystem, welches Atmung, Kreislauf, Wasserhaushalt, Wärmeregulation, Schlaf-Wachrhythmus regelt. Die Einwirkung auf diese Funktionen durch das Rödern hielt Dr. BUCHINGER für unentbehrlich. Er konnte hier auf jahrzehntelange Erfahrung hinweisen: Fasten bei nicht geröderten Patienten verlief deutlich (und oft erheblich) schwerer.

=== Massagen und Wasseranwendungen

»Gröbere, also direkter wirkende Impulse gehen von den verschiedenen Spezialmassagen und der Kneipptherapie (Wasser- und Wärmeanwendungen) aus.«

Sie alle zählen zu den sogenannten balneo-physikalischen Anwendungen und sind während des Fastens besonders wohltuend und entspannend, zumal es in der ersten Woche durch verschiedene Stoffwechselumstellungen zu Schmerzen und Verkrampfungen in Muskulatur und Bindegewebe kommen kann. Bei vielen übergewichtigen Menschen gibt es im Unterhautfettgewebe Säureablagerungen und schmerzhafte Bindegewebsverhärtungen. Durch eine anfangs eher sanfte Massage wird eine verstärkte Durchblutung und Lösung dieser Verkrampfungen erreicht. Gleichzeitig wird damit der Kreislauf entlastet, der Stoffwechsel spürbar belebt und v. a. die Ausscheidung nachweisbar gefördert. Zwischen Beschaffenheit, Durchblutung, Aussehen und Anfühlen der Haut und dem Zustand der inneren Organe besteht ein enger Zusammenhang, eine unmittelbare Wechselbeziehung. So haben chron. kranke Menschen in aller Regel eine trockene und oft sogar schuppige Haut. Ein erkranktes oder geschwächtes Organ beeinflußt bestimmte typische Hautregionen, deren Spannungszustand sich verändert, so daß diese empfindlicher und ausgesprochen schmerzhaft werden können. Wenn der Therapeut solche schmerzhaften oder unterspannten Regionen entdeckt, kann er über die Haut gezielt auf solche Störbereiche einwirken; dies ist die Domäne der *Bindegewebs-* und *Fußreflexzonenmassage.* So lassen sich z. B. schwach arbeitende Nieren (wichtiges Stoffwechselorgan im Fasten) durch eine gezielte Fußreflexzonentherapie zu verstärkter Tätigkeit anregen. Der Organismus kann dann Wasseransammlungen besser ausscheiden. Oft muß unterstützend die manuelle *Lymphdrainage* miteingesetzt werden, um die verstopften »Abwasserleitungen« des Lymphsystems wieder freizubekommen.

Ähnlich entstauende und gleichzeitig durchblutungsfördernde Wirkung hat die *Kneipptherapie*. Durch differenzierte Warm- und Kaltwasserreize kann die Gewebsspannung der Gefäße und der Muskulatur verändert werden und das nicht nur am Orte der Einwirkung. Durch die Umschaltung über das vegetative Nervensystem wird grundsätzlich die Gefäßspannung in allen Teilen des Körpers verändert. Hier können z. B. durch ansteigende Armbäder die Herzkranzgefäße erweitert und damit die Durchblutung der Herzmuskulatur verbessert oder durch kalte Schenkelgüsse erschlaffte Venen tonisiert werden. Mit wechselnden Warm- und Kaltreizen wird das autonome Nervensystem zu kräftigen Reaktionen gezwungen und damit gezielt trainiert. Alle Möglichkeiten der Wasseranwendung über Kneippsche Abwaschungen, Packungen, Wickel, Güsse, bis zu den medizinischen Bädern können in individuell dosierter Abstufung benutzt werden. Sie sind meist gut fastenverträglich und unterstützen die therapeutische Wirkung nachhaltig. Nicht nur bei der Anwendung dieser physikalischen Behandlungsmethoden, zu denen auch Luft- und Lichtbäder gehören, muß auf eine biologische Grundregel aufmerksam gemacht werden: schwache Reize fördern die Reaktionsbereitschaft des Organismus, starke hemmen und überstarke führen zur Lähmung bzw. Schädigung.

Sonnenbäder

Dieses sogenannte ARNDT-SCHULZ'sche Gesetz gilt ganz besonders für die verständlicherweise auch im Fasten beliebten Licht- und Sonnenbäder. Aber die Vorstellung, je mehr Sonne, desto gesünder, ist falsch. Zu Übertreibung verleitet vornehmlich das herrschende Schönheitsideal, nämlich braun zu sein. Aber nur ein begrenztes Maß an UV-Bestrahlung kann im Fasten ärztlich als günstig angesehen und verantwortet werden. Wird das Maß überschritten, kommt es zum Sonnenbrand leichten oder schweren Grades mit örtlichen Reizerscheinungen, aber auch zu Schlaflosigkeit, nervösen Krisen und Kopfschmerzen, welche wir im Fasten nicht gebrauchen können. Denn auch gegenüber dieser Art von Außenreiz ist der fastende Organismus sicher empfindlicher. Spätschäden der langdauernden wiederholten Einwirkung des Sonnenlichtes sind mittlerweile allgemein bekannt. Sie führt zu vorzeitiger Alterung und Trockenheit der Haut, stärkererer Verhornung und Elastizitätsverlust. Es ist nachgewiesen, daß wiederholter Sonnenbrand ein erhöhtes Risiko für Hautkrebs darstellt.

Atemgymnastik

Wer von uns Zivilisationsmenschen achtet schon viel auf die Atmung. Wir nehmen häufig nicht wahr, wie fehlerhaft und unharmonisch unsere Atembewegung ist. Vor allem die Großbäuchigen haben meist Zwerchfellhochstand und dadurch einfach zu wenig Luftraum. Schon die Entstauung im Bauchraum durch das Fasten bringt da deutliche Erleichterung. Aber nicht nur solche körperlichen Faktoren wirken auf die Atemfunktion ein, sondern auch psychische Einflüsse. Wer hat nie bei angespannten oder beängstigenden Situationen das beengende Gefühl im Brustbereich gespürt? Dauernd negativ geladener Streß kann zu Fehlatmung, z.B. Kurzatmigkeit, führen. Im Fasten spielt die Atmung eine wichtige Rolle. Durch die besondere Stoffwechselsituation fallen größere Mengen an Säure an, welche nicht nur über die Nieren, sondern auch über die Lungen ausgeschieden werden müssen. Es hätte aber keinen Sinn, die Atmung forcieren zu wollen. Die volkstümliche Vorstellung, es komme im wesentlichen darauf an, tief ein- und auszuatmen, beruht auf Unwissen, denn die Atmung wird automatisch der jeweiligen körperlichen und seelischen Situation angepaßt. Wenn diese automatische Anpassungsregulation nicht mehr entsprechend funktioniert, müssen durch die Methoden der Atemtherapie diese Mechanismen erneut eingeübt werden. Die weiter unten erwähnte Atemtherapie oder -massage nach Glaser wirkt dabei eher auf die durch psychische Störungen hervorgerufene Fehlatmung, während die Atemgymnastik auf der körperlichen Ebene der Muskel- und Faserdehnung die Atmung vertieft und normalisiert; beide Methoden ergänzen sich sinnvoll.

Wer mehr Sauerstoff braucht oder haben will, der muß für die natürlichen Bedingungen sorgen, durch die sich von selbst die Atmung vertieft und beschleunigt, das heißt, er muß seine Muskeln entweder bewegen, dehnen oder strecken. Die gedehnte bzw. bewegte Muskulatur löst Impulse aus, die das Atemzentrum zu entsprechenden Reaktionen veranlassen. Das wird mit den sogenannten Dehnlagen und Dehnhaltungen in der als Organgymnastik bezeichneten Atemtherapie erreicht. Diese ist vergleichbar mit bestimmten Stellungen des Yoga. Dadurch werden Atemhindernisse abgebaut und Fehlhaltungen verhindert.

Atemtherapie

Am Beispiel der Atemmassage nach GLASER läßt sich am besten die Wirkungsweise der Heilung über den Atem darstellen. Die Atmung wird fast ausschließlich vom autonomen Nervensystem gesteuert. Über dieses sogenannte Vegetativum ist die Atmung mit dem Spannungszustand der Muskulatur eng verbunden. Je hektischer die Atmung, um so gespannter ist die Muskulatur. Gleichzeitig spannt und entspannt sich die Muskulatur mit jeder Ein- und Ausatmung. Diese ständig durch unseren Körper laufende Atemwelle geht bis in den kleinen Zeh und wird von uns normalerweise nicht empfunden, denn diese Spannungsänderung ist sehr klein, aber für die Energieverteilung im Körper äußerst wichtig.

Der ausgebildete, hochsensible Atemtherapeut spürt den Spannungszustand der Muskulatur in den verschiedenen Zonen des Körpers, z. B. Bauch, Brust etc., aber auch, ob die feine Atemschwingung überall durch den Körper strömt. Durch den im Atemrhythmus mitgehenden Berührungsdruck der Hand des Therapeuten werden blockierte Zonen entkrampft und der normale Spannungszustand in diesen Geweben wieder hergestellt. Diese tiefgehende Entspannung wirkt sehr stark lösend auf seelische Verkrampfung, was sich häufig in einem wohltuenden anschließenden Hochgefühl äußert.

Ein voller Atemzug wird nicht technisch, vom Leibe her verwirklicht. Er ergibt sich im Gegenteil geradezu dann, wenn der Leib ihm gegenüber das Höchstmaß an Nachgiebigkeit aufbringt (HERBERT FRITSCHE).

Aber auch die beste Atemtherapie kann körperliche Bewegung an der frischen Luft nicht ersetzen. Nur durch Bewegung wird eine lebhaftere Atmung und damit über eine längere Zeitspanne eine bessere Sauerstoffversorgung des Organismus erreicht.

=====   Körperliche Bewegung

Die Bewegung ist nicht nur eine die Fastenwirkung unterstützende Begleitmaßnahme; sie ist eine aktive Hilfsmethode!

Bewegung hat die stärkste Wirkung überhaupt auf Atmung, Kreislauf und Stoffwechsel; sie entscheidet damit über den Erfolg des Fastens schlechthin.

Das Fasten schränkt die körperliche Leistungsfähigkeit nicht ein. Um auch während des Fastens leistungsfähig zu bleiben, kann auf körperliche Bewegung nicht verzichtet werden. Schon nach kurzer Zeit fallen Anstrengungen und Bewegungen im Fasten leichter, wachsen Ausdauer und Bewegungsfreude. Diese Eindrücke und Empfindungen des Fasters stimmen überein mit nachweisbaren Meßergebnissen (z. B. durch Fahrradergometer und EKG).

Schonung der Kräfte im Fasten spart keine Kraft. Im Gegenteil büßen wir sie in dem Maße ein, indem wir zur Untätigkeit gezwungen werden oder freiwillig auf Bewegung verzichten. Eine alte biologische Grundregel sagt: Beschaffenheit und Leistungsfähigkeit und damit die Gesundheit eines Organs werden wesentlich davon bestimmt, wie und in welchem Umfang es beansprucht wird.

———   *Nachteile des Bewegungsmangels*

Wer seine Muskulatur nicht täglich ausreichend gebraucht und übt, wer ständig nur etwa ¼ seiner Muskelkräfte und nur die Hälfte der Fähigkeiten seines Kreislaufs beansprucht, bewegt sich zu wenig. Die Nachteile sind erheblich. Bei chronischem Bewegungsmangel kommt es zur Verkümmerung der Muskulatur und zu Funktionseinbußen, zur Herabsetzung der Leistungsfähigkeit und Belastbarkeit. Wie schnell das geht, zeigt ein eingegipster Muskel: innerhalb von 8 Tagen verliert er 30% seiner Kraft.

Die Bewegung darf nicht so gering gehalten werden, daß gerade noch Muskelschwund vermieden wird. Grundsätzlich müssen die Organe sehr hoch belastet werden, um die Leistung der Körperfunktionen zu erhalten bzw. zu steigern.

Von der Entwicklung und seinem Bauplan her ist der Mensch zum vollen Einsatz seiner Bewegungsmöglichkeiten bestimmt. Heute werden 99% der erforderlichen Arbeitsenergie von Maschinen aufgebracht, nur 1% stammt noch aus menschlicher Muskelkraft. Kleine Spaziergänge, ein Schaufensterbummel, die übliche Hausarbeit gleichen stundenlanges Sitzen im Auto, am Arbeitsplatz, vor dem Fernseher nicht aus. Im Fasten wären sie sogar gänzlich ungenügend.

Auch das Herz ist ein Muskel und will bewegt werden

Vor allem das Herz wird durch den Bewegungsmangel in Mitleidenschaft gezogen. Im selben Maße, wie die Muskulatur der Arme und Beine verkümmern, schlechter durchblutet und dadurch unzureichend mit Sauerstoff versorgt wird, leidet das immer kleiner und kraftloser werdende Herz unter diesen Nachteilen. Wie die untrainierte Muskulatur, so verkümmert auch der Herzmuskel.

Der Rhythmus seiner Zusammenziehung und Ausdehnung wird unregelmäßig. Die Kranzgefäße verengen sich, die Durchblutung des ganzen Herzens wird unzureichend. Dadurch wird der Sauerstoffhunger immer größer, jedoch das Angebot an Sauerstoff immer kleiner. Hinzu kommt noch, daß beim Untrainierten auch das Vermögen, den Sauerstoff des Blutes zu binden, eingeschränkt ist, so daß sogar der Sauerstoffgehalt der Atemluft nicht mehr richtig ausgenutzt werden kann. Die Arbeit des Herzens wird zusätzlich erschwert, wenn die Blutförderung nicht durch Muskel- und ausreichende Zwerchfellbewegung unterstützt wird.

Für den unaufhaltsamen Anstieg der Herz- und Kreislaufkrankheiten macht man heute neben dem Zigarettenrauchen, den hohen Blutfettwerten und dem hohen Blutdruck auch den Bewegungsmangel verantwortlich. Bewegung und Fasten gleichen das Mißverhältnis zwischen Bewegungsmangel einerseits und Überernährung andererseits in idealer Weise aus: Was zuviel gegessen worden ist, wird im Fasten verbraucht. Die brachliegenden Bewegungsreserven werden gebraucht und weiter entwickelt.

Überernährung und Bewegungsmangel führen zu Übergewicht. Wer mehr ißt, als der Körper für die Aufrechterhaltung seiner Funktionen braucht, und keine körperliche Bewegung leistet, bildet mit dem Überschuß Fett.

Nur Bewegung führt demnach im Fasten zu einer wirklich guten Gewichtsabnahme, das heißt, zur Erhaltung der Muskulatur, zum Abbau und Verbrauch überflüssiger Substanz.

Auch nach dem Fasten bietet eine regelmäßige körperliche Aktivität die Gewähr dafür, daß man zusammen mit einer gesunden Ernährungsweise sich den einmal erzielten Erfolg erhält.

Körperliche Aktivität ist das A und O jeder Fettsucht-Therapie, denn »Übergewicht ist eindeutig mit Bewegungsmangel verbunden« (Prof. BJÖRN TORP, Göteborg).

—   *Wie soll man sich bewegen?*

Jede Bewegung, wenn sie den Stoffumsatz vergrößern, den Blutumlauf fördern, das Herz zweckmäßig belasten und den Körper kräftigen soll, muß einen bestimmten Umfang haben und von einer bestimmten Dauer sein. Wenigstens 3mal täglich sollte man sich über einen Zeitraum von 3–10 Minuten so bewegen, daß der Puls während dieser Zeit 100–130mal in der Minute schlägt. Das kann schon durch Gehen auf der Stelle, Seilspringen oder durch Treppensteigen erreicht werden. Das Herz muß also »höher« schlagen. Für Ältere ab 50 Jahren gilt als Faustregel 180 minus Lebensalter. Damit ist etwa 50% der maximalen Leistungsfähigkeit des Kreislaufs erreicht.

Jeder kann also seinen *Puls* selber zählen und kontrollieren, ob er sich überfordert oder im Rahmen seiner Möglichkeiten bleibt. Schon durch die geringe Anstrengung, die die Erhöhung des Pulses bewirkt, kann die Herzkraft innerhalb von vier Wochen um etwa 10% verbessert werden. Das ist nicht viel, kann aber schon viel nützen und aus einer Gefahrenzone herausführen, in der es sonst zu Herz-Kreislauf-Versagen oder Herzattacken kommen kann.

Im Fasten ist körperliche Bewegung allerdings in wesentlich umfangreicherem Maße notwendig. Hier bietet sich ein *Ausdauertrai-*

ning an, das nicht zu intensiv, nicht zu schnell, nicht zu lang, nicht mit Höchstleistung verbunden sein sollte, sondern mit allgemeiner Körperertüchtigung.

Hierbei kommt man zum Beispiel nicht, geschweige denn »völlig«, außer Atem, sondern bleibt bei lebhafterer Atmung im Atem-Rhythmus. Dabei erhöht sich die Hauttemperatur, und die gesteigerte Eigenwärmeproduktion führt schließlich zum Schweißausbruch, der im Fasten besonders erwünscht und ergiebig ist. Im Gegensatz zum passiven Hitzeschweiß (z. B. beim Sonnenbaden oder in der Sauna) ist der durch Arbeit mobilisierte, aus den Poren getriebene *aktive Schweiß* gesättigt mit fast allen Schadstoffen aus unserer Umwelt und den Stoffwechselrückständen, die im Bindegewebe blockiert waren. Zum Beispiel wird Blei – neben anderen Schwermetallen, die die Zellatmung schädigen (Verdacht des Zusammenhangs mit Krebs) – im Arbeitsschweiß 18% konzentrierter als im Urin ausgeschieden.

Außerdem ist bezeichnenderweise im Arbeitsschweiß Natrium (wasserbindendes Salz) verstärkt, Kalzium, Kalium und Magnesium dagegen vermindert konzentriert; das heißt, unter Arbeit werden diese wertvollen Stoffe dem Körper weniger stark entzogen »als mit dem passiven Schweiß«. (Ergebnisse der Forschungsanstalt Stuttgart-Oberjesingen.)

Ein größeres Maß an Bewegung erzeugt weder während des Fastens, noch später im Aufbau oder zu Hause, einen größeren Hunger. Es erleichtert im Gegenteil die Anpassung des Nahrungsbedürfnisses an den echten Bedarf.

Bewegung unterstützt die Fastenwirkung besonders bei
- Senkung des erhöhten Fettspiegels im Blutserum
- Erhöhung der vor einem Herzinfarkt schützenden nützlichen Blutfette
- Ökonomisierung der Herzarbeit und Steigerung seiner Leistungsfähigkeit
- Senkung des hohen Blutdrucks
- Anhebung zu niedrigen Blutdrucks
- Verbesserung der Durchblutung kleinerer Gefäße im Bereich der Beine und des Herzens (dort auch durch Neubildung von Blutgefäßen)

- wirtschaftlichere Verwendung des Sauerstoffes
- Zunahme der Atemkapazität durch bessere Belüftung der Lunge
- Vergrößerung und Vermehrung von wichtigen Zellbestandteilen in der Muskulatur
- Zunahme der Fettsäureverbrennung in der Muskulatur
- Entspannung *verspannter* und verkrampfter Muskulatur
- Spannung *erschlaffter* Muskulatur, also Herbeiführung eines Zustandes »wohl«-gespannter Muskulatur durch Auflösung von Überspannung (Eutonie)
- Senkung des Insulinbedarfs
- Vorbereitung eines guten, erholsamen, ausreichend langen Schlafes
- Verbesserung der seelischen Grundstimmung
- Gewinnung eines neuen Lebensgefühls!

Ein sporttreibender 60jähriger ist leistungsfähiger als ein 40jähriger, der keine körperliche Bewegung hat. Auch durch Bewegung kann man nicht jünger werden, aber sich die körperliche Verfassung eines 20 Jahre Jüngeren erhalten.

Angst vor angeblichen Nachteilen durch sportliche Betätigung ist unbegründet; vielmehr sollten die Folgen des Bewegungsmangels befürchtet werden.

Spazierengehen ist jedem möglich, täglich, regelmäßig. Hierzu gehört auch die kleinste Überwindung. Vom gemütlichen Spaziergang sollte dann jedoch allmählich zu einem lebhafteren Wanderschritt übergegangen werden.

Wandern steht im Mittelpunkt jedes Bewegungsprogrammes im Fasten. Bei jedem Wetter – zu jeder Jahreszeit. Wegstrecken mit kleineren oder größeren Steigungen sind als »Therapeutikum« im Sinne der Terrainkur vorteilhafter als gleichmäßig ebene Wege. Dabei sollte unbedingt durch die Nase geatmet und zumindest bergauf nicht gesprochen werden, um den Atem- und Herzrhythmus nicht zu stören.

Im hügeligen oder bergigen Gelände läßt sich mit einer Wanderung auch wirkungsvoll das sogenannte *Intervalltraining* verbinden. Der Wechsel zwischen Auf und Ab, oder auch 100 Schritte rascher und 200 Schritte langsamer gehen, zwingt zu sinnvollen Anpassungsleistungen des Kreislaufs. »Durchblutungsstörungen in den Beinen lassen sich damit viel wirkungsvoller bekämpfen als mit allen zu dem Zweck gegebenen Arzneimitteln.« Hinzu kommt, daß beim Wandern die Natur beschaulich wahrgenommen wird, mit den wechselnden Landschaftsbildern, in den verschiedenen Jahreszeiten.

Wenn das Gewicht noch zu groß ist oder die Gelenke arthrotisch sind, empfiehlt sich das *Radfahren*.

Ferner auch das *Schwimmen*, eine Bewegungsform, die den ganzen Körper und alle Gelenke beansprucht, ohne sie zu belasten. Bei Asthma ist Schwimmen die beste Übung.

Der Forderung nach einer Bewegungsweise, die den ganzen Körper gleichzeitig erfaßt, entspricht die *moderne Gymnastik*. Sie ist gekennzeichnet durch die Grundformen Gehen, Laufen, Federn, Springen, Schwingen, mit oder ohne Gerät (wie Ball, Seil, Reifen).

Diese Grundformen entsprechen in idealer Weise dem Bewegungstrieb, seinen natürlichen Bedürfnissen und Möglichkeiten. Unterstützt durch Musik, die zu harmonischen, fließenden, rhythmischen Bewegungen hinführt, wird die Einheit von *Körper-Bewegung* und *Gemüts-Bewegung* als *Einklang* wohltuend empfunden.

Eine angenehme und unbeschwerte Form von Gymnastik ist auch das *Tanzen*. »Tanzen wird nicht als Anstrengung empfunden. Es trainiert unmerklich. Man vergißt dabei, daß etwas für die Gesundheit getan wird.« Tanzen gibt auch im höheren und noch im hohen Alter Gelegenheit, seinen Körper wieder zu entdecken und mit ihm »umzugehen«: zu zweit, in Gruppen oder auch allein.

Auch wer sich einem Tanzprogramm nicht so ohne weiteres durch seinen jeweiligen körperlichen Zustand anpassen kann, braucht nicht nur resigniert zuzusehen.

»Beim Tanz allein, ein jeder für sich, entsteht ein spontanes Bewegungsspiel aller, eine Gleichheit in der Gruppe mit unterschiedlichen Aktionen und Zeitfolgen, trotz des vorgegebenen Rhythmus. Der Gewinn an körperlichen und seelischen Kräften durch Tanz und Musik auch gerade im Fasten ist unschätzbar.

Bewegung und Fasten sind für den Menschen in der hochtechnisierten Welt biologische Notwendigkeiten.«

Wie lange fasten – und was danach?

Es ist eine sehr schwierige Frage, die nicht allgemein, sondern immer nur individuell beantwortet werden kann. Die Antwort ist abhängig von der Lebenssituation des Menschen und seiner körperlich-seelisch-geistigen Verfassung.

Grundsätzlich ideal wäre es, wenn der sogenannte »Gesunde« – besonders in Zeiten der Fülle bzw. des Überflusses verbunden mit Problemen der Umweltvergiftung und der Umweltbelastung – jedes Jahr 3 Wochen fasten würde, BUCHINGER spricht von der »Heiligen Zeit des vorbeugenden Fastens«. Diese Zeit kann eingebunden sein in die 40 Tage zwischen Aschermittwoch und Ostersamstag, die ohnehin eine Übungszeit sein sollte für Verzichte als Vorbereitung auf das Ostergeschehen, wo die Auferstehung des Geistes die Begrenztheit des Körperlich-Materiellen überwindet.

Aber auch kürzere Fastenzeiten sind besser als gar keine.

Längere Fastenzeiten (s. »Fastenwirkungen«, S. 33) sollten in jedem Fall unbedingt unter Anleitung und Aufsicht von fasten-selbsterfahrenen Ärzt/Innen durchgeführt werden, die dann über evtl. Fastenzusätze entscheiden müssen und zusammen mit dem/der Fastenden den günstigsten Zeitpunkt des »Fastenbrechens« bestimmen.

☰ Das Fastenbrechen

Am Ende des Fastens wird das Fasten gebrochen. Dieser Ausdruck findet sich in anderen Sprachen erhalten für die Bezeichnung des Frühstücks als Brechen des nächtlichen Fastens: im Englischen breakfast, im Französischen dé-jeuner.

Es ist ganz wichtig, daß der Übergang vom Fasten zum normalen Leben langsam und schrittweise erfolgt. So wie das Einfasten braucht auch das Nachfasten noch den äußeren Rahmen der Ruhe. Dazu Buchinger:

> »Wie der Beginn wichtiger, schwieriger und bedeutsamer ist als das eigentliche Fasten, so ist auch das Fastenbrechen ein kriti-

scher Augenblick, sind die ersten 3 Tage des »Aufbauens« kritische Tage erster Ordnung.«

In dieser Hinsicht ist Fastenbrechen mit dem Apfel symbolisch für die Vertreibung aus dem Paradies, wenn wir uns während des Fastens schwerelos und beschwingt »wie im Paradies« gefühlt haben. Mit dem ersten Bissen wird man nach einer Zeit der Bedürfnislosigkeit wieder den Belastungen und Versuchungen des Alltags überlassen, »der Erde zurückgegeben«.

Zur Technik des Fastenbrechens schreibt Buchinger:

> »Die Technik des Fastenbrechens ist einfach. Um die Mittagszeit gebe man einen guten Apfel. Dieser Apfel soll pedantisch durchgekaut werden. *(Magen/Darm-Empfindliche essen den Apfel als Kompott)*. Oft ist es dem Fastenbrecher gar nicht möglich, einen ganzen Apfel auf einmal zu verzehren. Nun wird gewartet bis zum Abend. Ist der Apfel gut bekommen, dann gibt es am Abend einen kleinen Teller einer Kartoffelsuppe mit zarten Gemüsestückchen und Kräutern. Ganz ohne Kochsalz muß die Suppe und müssen die Speisen der nächsten Aufbauzeit hergestellt sein. Der stark entwässerte Organismus des Fastenden verträgt im Aufbau nichts schlechter als das Kochsalz. Nach der ersten eigentlichen Mahlzeit, der Gemüse-Kartoffel-Suppe, legt sich der Fastenbrecher am besten ins Bett.«

Der »Aufbau«

Im Aufbau werden Verdauung und Stoffwechsel behutsam wieder »zurückgeschaltet« von innerer auf äußere Ernährung und von Ausscheidung auf Absorption (Aufsaugen). Buchinger spricht auch von den »3 Rückschaltungstagen« und gibt einleitend folgende Ermahnung:

> »Langsam, wenig und sorgfältig einspeichelnd essen. Bewußte, also konzentrierte Mundverdauung! Die Mundhöhle ist die erste und sehr wichtige Etappe des Verdauungsweges. Tischunterhaltung ist streng verboten... Sehen und Fühlen gewissermaßen in die Zungenspitze verlegen! Jedes Körnchen, Blättchen, Flöckchen »erleben«, abtasten, durchschmecken, atomi-

sieren, verflüssigen! Diese Gewohnheit recht lange beibehalten, die Gewohnheit recht beschaulichen Essens. Die ganze Eßkultur auf diese neue Basis stellen, also: ein wirklicher und sehr verfeinerter, ein echter »Genießer« werden! Immer fein, edel und still bei der Ernährung, die ja auch immer eine Näherung ist, eine Angleichung, eine Lebendigmachung toten Stoffes.«

Die Mahl-Zeiten
sollten Zeiten des bewußten Mahlens der Nahrung sein, d. h. der Zerkleinerung und Vorverdauung in der Mundhöhle. Magen und Darm haben keine Zähne! Viele Verdauungs- und auch Übergewichts-Probleme und besonders Blähungen kommen durch zu hastiges Essen (und dadurch Zuviel-Essen) und durch dabei mit hinabgeschluckte Luft, die bei ausreichender Mahl-Zeit vor dem Schluckakt aus der Mundhöhle über Rachen und Nase wieder entweichen sollte.

Weiter eher reichlich trinken.
Nicht mehr als 2–3 l, aber ca. 1,5–2 l täglich, nur weniggesüßte Getränke, da es bei zuviel Zucker zu Gärungsprozessen im Darm kommen kann. Die Schleimhäute des Verdauungstraktes sind im Fasten eher trocken, müssen jetzt im Aufbau aber wieder Schleim- und Verdauungssekrete bilden und benötigen dazu Flüssigkeit. Dies erklärt die Gewichtszunahme von ca. 500–800 g am ersten Aufbautag.

Ausreichendes Trinken auch in der Aufbauzeit ist außerdem wichtig für den Kreislauf. Die wiedereinsetzende Verdauungstätigkeit zieht 20–30% der Blutmenge in die Verdauungsorgane, dadurch sinkt der durch die entwässernde Wirkung des Fastens ohnehin niedrige Blutdruck noch ein wenig weiter ab, bei reduzierter Hirndurchblutung kann es nach den Mahlzeiten zu Müdigkeit kommen, evtl. kann bei Menschen mit Neigung zu niedrigem Blutdruck besonders morgens ein wenig Schwindel auftreten.

Die Aufbaukost soll reich an Faserstoffen sein.
Faserstoffe (früher Ballaststoffe) sind Bestandteile pflanzlicher Zellen, die von den menschlichen Verdauungssäften nicht weiter zerkleinert und daher nicht aufgenommen werden. Sie quellen bei ausreichend vorhandenem Wasser auf, verursachen einen entsprechenden

Füllungszustand von Magen und Darm (Sättigungsgefühl!) und bewirken über den Dehnungsreiz die Bewegung des Darmes. Sie sind also für das Ingangkommen der Darmbewegungen nach dem Fasten äußerst wichtig (und sind im normalen Alltag das natürliche Heilmittel gegen Verstopfung!). Sie wirken aber nur bei Vorhandensein von ausreichend viel Flüssigkeit (s. oben). Solche Faserstoffe sind reichlich enthalten vor allem im Vollgetreide, aber auch in Rohkost, Salaten und Obst; zur Verdauungsanregung eignen sich besonders Feigen und Backpflaumen, anfangs am besten in Wasser eingeweicht.

Rohkost ist im Aufbau – wenn ausreichend gekaut – in der Regel sehr gut verträglich. Bei Verstopfungsproblemen ist außer körperlicher Bewegung und reichlichem Trinken die Zugabe von »leeren« kalorienarmen Fasern wie Kleie und schleimbildende Fasern wie Leinsamen hilfreich. Milchsäure in Magerjoghurt oder Buttermilch regt ebenfalls die Verdauung an, unter Umständen auch ein Glas Sauerkrautsaft.

Wenn am Vormittag des 3. Aufbautages keine *spontane Stuhlentleerung* erfolgt sein sollte (was die Ausnahme ist), sind ein Glyzerin-Zäpfchen oder ein kleiner Einlauf (100–200 ml) erforderlich.

Die Kalorienmenge langsam steigern
Resorption und Stoffwechsel müssen langsam »hochtrainiert« werden. Am 1. Aufbautag werden ca. 800 Kal. empfohlen, am 2. Tag 1000, am 3. Tag 1200 Kal. (s. Aufbauplan, S. 103 f.).

Anfangs überwiegend Kohlenhydrate; Fett und Eiweiß vorsichtig steigern.
Kohlenhydrate sind relativ am leichtesten zu verstoffwechseln und stellen außerhalb des Fastens die wesentliche Energiequelle des Organismus dar (s. ›Der normale Energiestoffwechsel‹ S. 33). Sie sollen überwiegend aus Vollgetreide und Obst bezogen werden. Fette haben pro gleicher Gewichtsmenge mehr als doppelt soviele Kalorien; sie brauchen zur Verdauung die Galle der Leber, die nur langsam wieder zum Fließen gebracht werden soll. Es sollen möglichst hochwertige mehrfach ungesättigte Fettsäuren in Form von kaltgepreßten Pflanzenölen verwendet werden. – Eiweiß erfordert den höchsten Stoffwechselaufwand und darf anfangs nur wenig verzehrt werden, überwiegend als Milcheiweiß, nichts in Fett Gebratenes, eher z. B. etwas gedünsteten Fisch. Bei

zu hoher Eiweißzufuhr entstehen giftige stickstoffhaltige Fäulnis- und Zersetzungsprodukte im Darm.

Nach den Mahlzeiten ruhen, aber
weiterhin ausreichend körperliche Bewegung,
um unangenehme Kreislaufreaktionen zu vermeiden (s. oben).

Insgesamt sollte die Aufbauzeit nach dem Fasten der Einstieg in eine gesunde Vollwerternährung sein mit hohem Frischkostanteil, ausreichend vielen Faserstoffen und Vollgetreideprodukten unter Vermeidung von raffinierten Kohlenhydraten (weißem Zucker und weißem Mehl), möglichst hohem Anteil von mehrfach ungesättigten Fettsäuren, d. h. mehr kaltgepreßte pflanzliche Öle und weniger tierisches Fett und nur ca. 50 g Eiweiß täglich. Genauer: 0,8 g/kg Körpergewicht.

Zum Ende der Fastenzeit schreibt Buchinger unter der Überschrift »Der rechte Ausklang«

»Von Tag zu Tag wachsen nun die Kräfte für die Wiederaufnahme der Berufsarbeit, und in den meisten Fällen kann der Kurpatient nun feststellen, daß er sein Werk der Reinigung, Lösung, Heilung vollbracht hat, das ihn auf eine neue und höhere Stufe der Leistungsfähigkeit hebt, reich an äußerem und so hoffen wir auch innerem Gewinn. Böses, Krankes, Peinigendes verließ den Kranken; neue, feine, stärkere Kräfte dienen ihm. Wir schauen auf das 4. Kapitel des Matthäus-Evangeliums mit der Fastengeschichte des großen Meisters. Wie endigte das Fasten: »Da verließ ihn der Teufel und siehe, da traten Engel zu ihm und dienten ihm.« Wieder zeitlose Worte! Sie gelten für alle Ewigkeit und für jeden Ausgang eines rechten Fastens.«

| **Letzter Fastentag:** | Mittag: | *Apfel oder Apfelmus* |
| | Abends: | *Kartoffel-Karottensuppe* |

Erster Tag:	Frühstück	*2 Backpflaumen*
		Weizenbrei mit Feigenmus, Apfel und
		frisch gepreßtem Orangensaft
		Kräutertee oder Malzkaffee
	10.00 h	*1 Glas Buttermilch*
	Mittag	*1 Portion Blattsalat (Chicorée, Radicchio,*
		Endivie)
		Kartoffelpurée, Blattspinat
		mit Hefeflocken
		Quark-Öl-Creme
	14.00 h	*1 Bioghurt mit Sanddorn*
	Abend	*1 Stück Obst (Melone, Ananas oder Kiwi)*
		Fenchelsalat
		Gefüllte Gurke mit Karottenwürfeln und
		gehacktem Ei, Reiskugel mit Safransauce
	20.00 h	*1 Apfel und 4 Haselnüsse (im Zimmer)*

Nährstoffgehalt ca. 800 kcal

Zweiter Tag:	Frühstück	*2 Backpflaumen*
		Müsli mit Nüssen
		Kräutertee oder Malzkaffee
	10.00 h	*1 Glas Buttermilch*
	Mittag	*Kopfsalat mit Joghurtcreme und gekeim-*
		tem Getreide
		Quark-Öl-Creme
		Soufflé von Weizen
		Grilltomate mit Broccolisauce
	14.00 h	*1 Bioghurt mit Sanddorn*
	Abend	*Zucchinisalat*
		Folienkartoffeln und Quark-Öl-Creme
		garniert mit 2 Eischeiben
		Kräutertee oder Malzkaffee
	20.00 h	*1 Apfel und 4 Haselnüsse*

Nährstoffgehalt ca. 1000 kcal

Dritter Tag: Frühstück *1 Stück Obst (Melone, Ananas oder Kiwi)*
Müsli mit Nüssen
Kräutertee oder Malzkaffee
10.00 h *1 Glas Buttermilch*
Mittag *Gemischte Salatplatte mit gehackten*
Nüssen
Quark-Öl-Creme
Tortilla nach Art des Hauses mit Gemüse-
füllung
14.00 h *1 Bioghurt mit Sanddorn*
Abend *Salat mit Staudensellerie und Walnüssen*
Hirsepastete mit pikanter Dillsauce
Tartex-Quark-Creme
1 Scheibe Drei-Korn-Brot
Kräutertee oder Malzkaffee
20.00 h *1 Apfel und 4 Haselnüsse*

Nährstoffgehalt ca. 1200 kcal

Vierter Tag: Frühstück *Müsli mit Nüssen*
1 Vollkorn-Weizenbrötchen, 5 g Butter,
50 g Quark natur, 15 g Honig
Kräutertee oder Malzkaffee
10.00 h *1 Glas Buttermilch*
Mittag *Salatplatte mit gerösteten Sesamkörnern*
Quark-Öl-Creme
Gemüsetorte mit frischen Champignons
in feiner Gemüsesauce
Früchtequark mit Weizenkeimen
14.00 h *1 Bioghurt mit Sanddorn*
Abend *Karottenrohkost mit Apfel und Nüssen*
Exotisches Sojaragout auf Curryreis
Gervais-Quark-Creme, 5 g Butter
1 Scheibe Drei-Korn-Brot
20.00 h *1 Apfel und 4 Haselnüsse*

Nährstoffgehalt ca. 1600 kcal

Bei Magen- und Darmempfindlichen ist ein leichter Aufbau mit entsprechend gut verträglicher Lebensmittelauswahl vorgesehen (Nährstoffgehalt wie bei normalem Aufbau):

Fasten-brechen:	Mittag: Abend:	*Apfelmus, evtl. mit Haferschleim* *Kartoffelsuppe*

Erster Tag:	Frühstück	*Vollkorn-Weizenbrei* *ohne Backpflaumen*
	10.00 h	*Buttermilch*
	Mittag	*Spinat, Kartoffelbrei* *Budwig-Creme*
	14.00 h	*Joghurt mit Sanddorn*
	Abend	*gekochter Fenchelsalat* *gefüllte Gurke mit Karotte und Ei, Reis,* *Safransauce*
	20.00 h	*Apfelmus, evtl. mit Haferschleim*

Zweiter Tag:	Frühstück	*Müsli (nur Apfel und Banane als Obst)*
	10.00 h	*Buttermilch*
	Mittag	*Kopfsalat mit Joghurtdressing* *geschrotetes Weizensoufflé* *gedünsteter Chicorée* *Budwig-Creme*
	14.00 h	*Joghurt mit Sanddorn*
	Abend	*gekochter Zucchinisalat* *Folienkartoffel, Budwig-Creme*
	20.00 h	*Apfelmus, evtl. mit Haferschleim*

Dritter Tag: Frühstück   *Melone*
                               Müsli (mildes Obst)
                 10.00 h   *Buttermilch*
                 Mittag   *Blattsalat*
                               Tortilla ohne Tomate
                               geriebener Käse (nicht überbacken!)
                               Budwig-Creme
                 14.00 h   *Joghurt mit Sanddorn*
                 Abend   *gekochter Rote-Bete-Salat*
                               Hirsepastete, Dillsauce
                               2 Sch. Knäckebrote, Tartex-Quark-Creme
                 20.00 h   *Apfelmus, evtl. mit Haferschleim*

Vierter Tag: Frühstück   *Müsli nach Dr. Kousmine*
                               Brötchen mit Butter, Quark, Honig
                 10.00 h   *Buttermilch*
                 Mittag   *Blattsalat*
                               Gemüsetorte
                               mildes Gemüse
                               Budwig-Creme
                 14.00 h   *Joghurt mit Sanddorn*
                 Abend   *Karotten-Apfelfrischkost (fein geraspelt)*
                               exotisches Sojaragout, Reis
                               2 Sch. Knäckebrote, Gervais-Quark-Creme
                 20.00 h   *Apfelmus*

Die wichtigsten Rezepte aus der Aufbaukost

TL = Teelöffel
EL = Eßlöffel
Ms = Messerspitze
Pr = Prise

Die Rezepte sind für eine Person berechnet

Frischkornmüsli (Grundrezept)

Zutaten für 1 Person:

3–4 EL Getreide schroten und 4–12 Stunden (z. B.: über Nacht) in soviel kaltem Wasser einweichen, daß die ganze Flüssigkeit aufgesaugt wird. (Hafer nicht so lange einweichen, da er leicht bitter wird)

Am nächsten Morgen:
1 Apfel, ca. 150 g reiben oder in kleine Stücke schneiden, mit Zitronen- oder Orangensaft beträufeln

½ Banane, ca. 50 g kleinschneiden oder musen. Das Obst mit dem Frischkornbrei vermengen

1 TL Nüsse
1 TL Leinsaat
2 EL Joghurt untermengen
nach Belieben:
Gewürze (Vanille, Zimt, Anis) zugeben

Hinweis: Das Müsli kann immer neu zusammengestellt werden mit anderen Obstsorten, Nüssen, Saaten und Milchprodukten.

Weizenbrei

Zutaten:	Zubereitung:
20 g Weizen	fein mahlen, und mit
Wasser	aufkochen, bei schwacher Flamme ca. 10 Min. quellen lassen.
60 g Apfel	wird ungeschält in kleine Stücke geschnitten und zusammen mit dem
Feigenmus (s. unten)	in den Brei gegeben. Zuletzt mit
10 g Orangensaft	und
Zimt	nach Geschmack vermischt

Müsli nach Dr. Kousmine

Zutaten:	Zubereitung:
1 EL gehäuft, Magerquark (40 g)	und
1–2 TL Leinöl/Sonnenblumenöl, kalt gepreßt (5–10 g)	solange cremig rühren, bis das Öl ganz aufgenommen wurde.
1 EL Getreide (10 g)	frisch und fein gemahlen
(Weizen, Dinkel, Gerste, Hafer, Vollreis, [Buchweizen] etc.)	sowie
¹/₄ Banane (40 g)	reif und zerdrückt, und
¹/₂ Apfel (50 g)	grob geraffelt
(oder Obst nach Saison)	mit
1 TL Sonnenblumenkerne	dazu geben
Saft ¹/₂ Zitrone oder Orange	zum Abschmecken.

Pro Person = 250 kcal

Anmerkung: Buchweizen und Vollreis sind für Menschen geeignet, deren Darm sehr zu Durchfall neigt; Hafer für diejenigen, die zur Verstopfung neigen.

Feigenmus

Zutaten:	Zubereitung:
Getrocknete Feigen	werden 1–2 Tage eingeweicht, in einem Mixer püriert und durch einen Sieb gestrichen.

Pro Person = 188 kcal

Müsli nach Dr. Kousmine (Variante)

Quark-Käse-Zubereitungen

Durch die Mischung mit Magerquark lassen sich vollfette Käsesorten, speziell Weich- und Streichkäse in den Kalorien stark reduzieren ohne eine Geschmackseinbuße zu erleiden.

Besonders geeignet:
Schafskäse, alle Edelpilzkäse, Doppelrahm Frischkäse.

Weizenbratling oder Roggenbratling

Zutaten:	Zubereitung:
30 g Weizen- oder Roggenbrot	über Nacht einweichen
½ Ei	mit
1 TL Sojamehl	und
1 TL Hefeflocken	gut miteinander verrühren und nach Geschmack mit
Meersalz und Vitamin R	würzen. In sehr wenig
Öl	in der Pfanne ausbacken, mit
gehackter Petersilie	bestreuen.

Pro Person = 172 kcal

Pilzbratling

Zutaten:	Zubereitung:
50 g Pilze	gegart, mit
3 TL Sojamehl	und
½ Ei	sowie
1 kl. Zwiebel	fein geschnitten zu einer Masse mischen,
	mit
Kräutersalz, Vitamin-R	und
reichlich frischen Kräutern	würzen.
	In
wenig Öl	in der Pfanne ausbacken.

Pro Person = 120 kcal

Exotisches Soja-Ragout für 2 Personen

Zutaten:	Zubereitung:
1 Zwiebel (20 g)	fein hacken und in
etwas Flüssigkeit	gar dünsten
50 g Tofu (Soja Käse)	in Würfel schneiden,
	zusammen mit
1 EL Rosinen (20 g)	
2 EL Sojasprossen (10 g)	und
1 EL Champignons	blättrig geschnitten, sowie
1 EL Ananasstückchen	dazu geben, mit
1 Tasse Tomatensaft	alles 10 Min. dünsten.
	Auffüllen mit
1 EL Bananenmus	und dann abschmecken mit
Honig,	
Zitronensaft	und
Soja-Sauce.	

Pro Person = 85 kcal

Hirsesouflee mit Dillsauce

Zutaten:	Zubereitung:
20 g Hirse	weich kochen und mit
½ EL Erbsen	und gewürfelten, gekochten
½ EL Karotten	vermischen
¼ Ei	und
½ EL Magerquark	verrühren, evtl.
ein wenig Flüssigkeit	dazugeben, mit
Kräutersalz	und
frischen Kräutern	abschmecken.
	In ein ausgefettetes Förmchen
	geben. Im Wasserbad stocken
	lassen.
Dillsauce:	
Gemüsebrühe	und
Milch	zu gleichen Teilen
	mit
reichlich Dill	frisch gehackt abschmecken auf-
	kochen und mit
Stärkemehl (Modamin, Gerstin)	abbinden.

Pro Person = 143 kcal

Joghurt-Dressing für 4 Personen

1	*Becher Bioghurt; 3,5% Fett (150 g)*
1 EL	*Buttermilch*
½ TL	*Kräutersalz*
1 EL	*Zitronensaft*
	Petersilie, Schnittlauch, Dill, Kerbel

Geschmackliche Variationen:
nach Belieben Zugabe von Curry, frischgeriebenem Meerrettich
oder 1 TL Tomatenketchup

Pro Person = 20 kcal

Gemüsetorte mit Champignons für 3 Personen

Zutaten:	Zubereitung:
	Aus
150 g Vollkornmehl	
80 g Butter	
je 2 EL Wasser und Obstessig	
1 Pr Kräutersalz	einen Mürbeteig herstellen. Eine ausgefettete Kuchenform dünn mit Teig auslegen.
Füllung:	
150 g Sellerie	
150 g Karotten	
	klein würfeln und gar dünsten. Das Gemüse mit einer Masse aus
ca. 6 EL fettarmer Milch	
1 Eigelb	und
1 EL Hefeflocken (5 g)	schaumig schlagen,
	mit
frischer Petersilie	vermengen
	mit
Muskat, Kräutersalz	und
Gemüsebrühe	abschmecken. Die Masse auf den Teigboden geben.
	Nun werden die
150 g frischen Champignon	in Scheiben geschnitten und darüber verteilt,
	mit
2 ½ EL geriebenem Käse (mager)	bestreuen. Bei mittlerer Hitze im Backofen 10 Min. garen lassen.

Pro Peron = 384 kcal

Ölsauce zu allen Blattsalaten für 4 Personen

4 EL   *kaltgepreßtes Sonnenblumenöl*
2 EL   *Essig*
3 EL   *Wasser*
½ TL   *Kräutersalz*
1 EL   *Senf*
          Petersilie, Schnittlauch, Dill, Kerbel, Liebstöckel,
          Zwiebelwürfel, Knoblauch
Pro Person = 104 kcal

Hessische grüne Soße für 4 Personen

          zu Pellkartoffeln
          Artischocken
          Gemüsesalaten
½   *Becher Saure Sahne; 10% Fett (ca. 80 g)*
1   *Becher Bioghurt; 1,5% Fett (150 g)*
2 EL   *Magerquark*
1 EL   *fettarme Milch*
½ TL   *Kräutersalz*
1 TL   *Zitronensaft*
1   *Gewürzgurke, groß, gerieben*
          frischgeriebener Meerrettich oder Senf, Schnittlauch, Dill,
          Petersilie
Pro Person = 60 kcal

Blumenkohlsalat für 4 Personen

350 g Blumenkohl
putzen, waschen und fein raspeln

Marinade
2 EL   Saure Sahne; 10% Fett
½ TL   Kräutersalzz
½ TL   Tomatenketchup
1 EL   Zitronensaft
*   Muskat, Petersilie*

Pro Person = 30 kcal

Tomatensalat für 4 Personen

500 g Tomaten
waschen und schneiden

Marinade
½   Becher Joghurt; 1,5% Fett
3 EL   Buttermilch
1 TL   Zitronensaft
½ TL   Kräutersalz
1 Ms Curry
*   Schnittlauch, Oregano, Basilikum, Petersilie, Knoblauch*

Pro Person = 40 kcal

Bohnensalat für 4 Personen

400 g Bohnen
putzen, waschen, dünsten

Marinade

2 EL	*Obstessig*
2 EL	*kaltgepreßtes Sonnenblumenöl*
1 EL	*Wasser*
½ TL	*Kräutersalz*
	Bohnenkraut, Petersilie, gehackte Zwiebelwürfel,
	Knoblauch (nach Belieben)

Pro Person = 100 kcal

Chicoree-Salat für 4 Personen

400 g Chicoree
äußere Blätter abtrennen, den bitteren Strunk entfernen,
kurz waschen, in 1,5 cm dicke Streifen schneiden

Marinade

1	*Becher Joghurt; 1,5% Fett (150 g)*
2 EL	*Saure Sahne; 10% Fett*
1 EL	*Tomatenketchup*
1	*Orange, kleingeschnitten*
½ TL	*Kräutersalz*
1 EL	*Zitronensaft*
1 Pr	*Cayennepfeffer*

Pro Person = 60 kcal

Fenchelsalat für 4 Personen

550 g Fenchel (Roheinwaage)
in feine Scheiben schneiden, das Kraut mitverwenden

Marinade
1   Becher Joghurt; 1,5% Fett (150 g)
3 EL   Saure Sahne; 10% Fett
½ TL Kräutersalz
2 EL   Zitronensaft
20   g gehackte Haselnüsse
Pro Person = 135 kcal

Gurkensalat für 4 Personen

400 g Gurke
in Scheiben schneiden oder Streifen hobeln

Marinade
¾   Becher Saure Sahne; 10% Fett (120 g)
½ TL Kräutersalz
1 EL   Zitronensaft
1 Ms schwarzer, gemahlener Pfeffer
*   Petersilie, Schnittlauch, Dill*
Pro Person = 50 kcal

Karottenrohkost für 4 Personen

500 g Karotten
schälen, waschen, fein raspeln

Marinade
2 EL kaltgepreßtes Sonnenblumenöl oder Olivenöl
1 EL Zitronensaft
2 EL Apfelsaft
½ TL Kräutersalz
20 g gehackte Walnüsse
Petersilie

Pro Person = 120 kcal

Rote Bete Salat für 4 Personen

500 g Rote Bete
waschen, bürsten, schälen, auf feiner Reibe raspeln

Marinade
2 EL Olivenöl, kaltgepreßt
1 EL Obstessig
½ Gewürzgurke, gerieben
½ TL Kräutersalz
1 Ms Kümmelpulver
geriebener Meerrettich oder Knoblauch, 20 g gehackte
Walnüsse (nach Belieben)

Pro Person = 170 kcal

Rettichsalat und Radieschensalat für 4 Personen

350 g Rettich oder Radieschen
waschen, putzen, in Scheiben oder Streifen hobeln

Marinade
3 EL   kaltgepreßtes Sonnenblumenöl
2 EL   Obstessig
½   Zwiebel, fein gehackt (nach Belieben)
½ TL   Kräutersalz
*   gemahlener schwarzer Pfeffer*
*   Petersilie, Schnittlauch*

Pro Person = 120 kcal

Sauerkrautsalat für 4 Personen

350 g Sauerkraut
etwas zerkleinert

Marinade
1   Gewürzgurke, fein gerieben
1   Apfel, fein geraspelt
1 EL   kaltgepreßtes Sonnenblumenöl
*   Schnittlauch, Petersilie, gehackte Zwiebel (nach Belieben)*

Pro Person = 90 kcal

Fasten als Übergang zur Ernährungsumstellung

»Ich muß Buchinger nur allzu recht geben, wenn er die Methode geißelt, einen Menschen fasten zu lassen, und ihn nachher nicht zu einer vernünftigen Kost hinzuleiten.

Wer fastet, um bald danach wieder in seine alten Gewohnheiten zu verfallen, durch die er krank geworden ist, der kann weder nachhaltigen Erfolg noch andauernde Gesundheit erwarten.« Prof. Dr. med. ZABEL

Die Umstellung auf eine Vollwerternährung ist daher vor allem anzuraten. Bewährte Grundregeln sollten dabei Beachtung finden.

Vollwerternährung

Grundregeln:
- Richtige Auswahl von Art und Menge der Fette
- Rückkehr zu Vollkornprodukten und faserreicher Ernährung
- Einführung mindestens einer Vollwertmahlzeit pro Tag
- Großer Anteil von Obst und Gemüse,
  möglichst in roher Form und aus biologischem Anbau
- Ausschaltung/Reduktion der raffinierten Produkte
  und Konserven
- Ausschaltung/Reduktion von Fleisch und Wurst
- Ausschaltung/Reduktion von Alkohol
- Reduktion der Kochsalzzufuhr
- ausreichende Trinkmenge

Richtige Auswahl und Menge der Fette

Die moderne Ernährung enthält allgemein zuviel Fett und besonders zuviel gesättigte Fette (hauptsächlich in Fleisch, Wurstwaren, Butter und Käse enthalten). Allgemein muß die Fettzufuhr reduziert werden, vor allem der hohe Anteil an gesättigten Fetten.

Die Fette sind jedoch nicht nur reine Kalorienträger – einige von ihnen sind Bausteine wichtiger Körperstrukturen (z. B. Schleimhäute, Zellmembranen) oder wichtige Moleküle (z. B. Prostaglandine). Man nennt solche Fette essentielle oder ungesättigte Fettsäuren und sie sind unentbehrlich. Man findet sie in Nüssen, Ölkernen, Ölsamen und den daraus hergestellten kaltgepreßten Ölen. Der *unentbehrliche Bedarf* an mehrfach ungesättigten Fettsäuren beträgt ca. 15–30 Gramm pro Tag.

Das entspricht:
2 Eßlöffel kaltgepreßtem Sonnenblumenöl
oder
1 Eßlöffel kaltgepreßtem Sonnenblumenöl
+ 1 Teelöffel Leinöl
+ einige Ölkerne

Empfehlenswerte Ölsorten – kaltgepreßt und naturbelassen:
Sonnenblumenöl, Leinöl, Maiskeimöl, Weizenkeimöl, Walnußöl, Senföl, Rapsöl, Mandelöl, Sojaöl, Distelöl, Olivenöl

Empfehlenswerte Ölkerne und Ölsaaten:
Sonnenblumen-, Kürbis-, Cashewkerne, Mandeln, Wal- u. Haselnüsse, Sesam, Leinsamen, Pistazien usw.

Fette, die vermieden werden sollten:
herkömmliche Margarine- und Ölsorten, Schmalz, Speck, Frittierfette.

Was ist mit Butter?
Butter (Milchfett) enthält Cholesterin und gesättigte Fettsäuren, aber kaum mehrfach ungesättigte Fettsäuren. Aus diesem Grund ist ein *erhöhter* Butterkonsum mitverantwortlich für einige moderne Erkrankungen (z. B. Arteriosklerose). Es spricht jedoch nichts gegen einen mäßigen Verzehr von Butter (ca. 20–30 g/Tag) bei insgesamter Beschränkung der Fettzufuhr auf durchschnittlich 70–80 g/Tag. Aber beachten Sie den *Milchfett-Gehalt (pro 100 g):*
–Butter: ca. 80–90 g
–Sahne: ca. 30 g
–Käse: ca. 30–60 g (je nach Sorte)
–Vollmilch: ca. 4 g

Empfehlenswert sind fettarme Milchprodukte
Magerquark, Buttermilch, Yoghurt.

Budwigcreme (Quark-Öl-Creme), pikante Variante

Zutaten	Zubereitung
2 EL Magerquark	evtl. mit
etwas Buttermilch	glattrühren,
1 EL kaltgepreßtes	
Sonnenblumen- oder Leinöl	daruntergeben und mit
1 TL gehackter Sonnenblumen-	
kerne	und
1 EL frisch gehackter Kräuter	vermischen.
	Mit
etwas Kräutersalz	würzen.
Hinweis:	Als Brotaufstrich oder als Beilage zu Salatplatten geeignet.

Bei der Zubereitung unbedingt beachten:
Kaltgepreßte Öle nicht erhitzen! Wenn die Ölflasche geöffnet ist, sollte sie kühl gelagert werden. Die Verwendung von Nüssen und Kernen empfiehlt sich besonders auf Rohkost und Salaten.

Berechnung des täglichen Fettbedarfs:
Maximal 1 Gramm Fett pro Kilogramm Körpergewicht – bezogen auf Normalgewicht.

Beispiel:
Normalgewicht 70 kg – erlaubte Gesamtfettmenge 70 g

Folgende Aufteilung:
20 g (2 Eßlöffel) kaltgepreßtes Öl (z. B. Sonnenblumenöl) +
20 g Nüsse oder Ölkerne +
15 g Milchfette in Butter, Käse usw. +
15 g verstecktes Fett in Fisch und Fleisch

=== Rückkehr zu Vollkornprodukten und faserreicher Ernährung

Nur das ganze Korn oder das frisch gemahlene Vollkorn-Mehl enthält im Gegensatz zu Weißmehlprodukten alle wertvollen Stoffe, die der Organismus braucht: Eiweiß, Fette, Kohlenhydrate, Vitamine (besonders die B-Gruppe), Mineralstoffe, Spurenelemente und nicht zuletzt die Faserstoffe. Das Getreide stets frisch schroten oder mahlen und möglichst schnell verwenden. Der Erwerb einer Getreidemühle ist zu empfehlen.

Getreidesorten:
Weizen, Roggen, Hafer, Gerste, Hirse, Mais, Grünkern, Dinkel, Buchweizen. Beim Einkauf auf unbehandeltes Getreide achten!
Verwendung:
Als Müsli, Getreidekeimlinge, Vollkornbrot, als Beilage, Bratling oder Auflauf, in Suppen oder als Brei.
Tägliche Menge:
Pro Tag sollte ca. 40 Gramm Frischkorn (ca. 4 Eßlöffel roh gewogen) in der Nahrung sein, bei einem Kaloriengehalt von ca. 150 kcal.

Nahrungsfasern (= Ballaststoffe)
Getreide sowie auch Leguminosen, Gemüse, Obst und Nüsse sind gute Lieferanten von Nahrungsfasern. Einige physiologische Wirkungen der Nahrungsfasern sind die Darmregulation, die Beseitigung von Verstopfung und deren Folgen, ein positiver Einfluß auf Diabetes und Cholesterinspiegel sowie ein möglicher Schutz gegen Dickdarmkrebs.

Einführung mindestens einer Vollwertmahlzeit pro Tag: Frischkornmüsli (siehe Rezept Seite 119).

══ Großer Anteil von Obst und Gemüse,
möglichst viel in roher Form und aus biologischem Anbau

Obst und Gemüse sind in erster Linie Lieferanten von Vitaminen, Mineralstoffen, Spurenelementen und Kohlenhydraten, aber auch von Fasern. »Rohe Nahrung« wie Salate, Rohkost und frisches Obst (besonders die exotischen Sorten) eignen sich zur Einleitung einer Mahlzeit, weil sie die Verdauungsprozesse anregen. Außerdem sind sie besonders empfehlenswert wegen ihres niedrigen Kaloriengehalts und wegen ihres großen Sättigungsvermögens als Füllstoff in einer kalorienreduzierten Kost.

Gemüse zur Rohkost geeignet:
Tomaten, Karotten, Rote Beete, Sellerie, Gurken, Kohlrabi, Blumenkohl, Broccoli, Spinat, Fenchel, Zucchini, Paprika, Champignon, Chicoree, Schwarzwurzeln Spargel und alle grünen Blattgemüse, Zwiebel und Lauch.

Empfohlene Menge:
In einer gemischten Kost sollten bis zu 500 Gramm Rohkost gereicht werden (je nach Verträglichkeit). Es ist wichtig, die Farbkombination nicht zu vergessen.

Bei der Zubereitung unbedingt zu beachten:
In Luft und Licht verflüchtigen sich die Vitalstoffe besonders schnell, deshalb alle Gemüse nur kurz unter fließendem Wasser waschen, zerkleinertes Obst und Gemüse nicht an der Luft stehen lassen.

Kartoffel:
Die Kartoffel ist ein sehr wertvolles Lebensmittel mit:
– hochwertigem Eiweiß
– viel Vitamin C
– reichlich Kalium und andere Mineralstoffe

Diese Werte sind jedoch nur dann in der Kartoffel, wenn sie als Pellkartoffel oder Folienkartoffel gegart wird. Die Pellkartoffel sollte ebenfalls Ausgangsbasis für Kartoffelschnee oder Kartoffelpürree sein.

═══ Ausschaltung/Reduktion der raffinierten Produkte und Konserven

Raffinierte Produkte sind nicht nur einmal bearbeitet worden, sondern viel häufiger. Bei jedem Bearbeitungsschritt sinkt aber auch die Vollwertigkeit im Lebensmittel und auch der Sättigungswert. Raffinierte Produkte, wie Weißzucker, Auszugsmehl und die daraus hergestellten Produkte, helle Teigwaren, Grieß, Stärkemehl und weißer Reis sind bis auf ihre schnell resorbierbaren Kohlenhydrate und reichlichem Kaloriengehalt nur wertlose Bestandteile unserer Nahrung und sollten deshalb ganz bewußt reduziert bzw. gemieden werden.

Zum Süßen sind vorzuziehen:
Honig, Ahornsirup und echter Rohrzucker.

═══ Ausschaltung/Reduktion von Fleisch und Wurstwaren

Prinzipiell sind Fleisch und Fisch hochwertige Lebensmittel. Durch Hormon- und medikamentöse Behandlung und Umwelteinflüsse auf das Futter hat die Fleischqualität sehr stark gelitten. In nicht so großem Umfang ist das auch bei den Fischen zu beobachten. Außerdem bringt Fleisch viel Cholesterin, gesättigte Fettsäuren sowie Abbauprodukte wie Harnsäure. Wenn nicht generell verboten, ist eine Reduktion auf maximal 2–3 × pro Woche zu empfehlen, bei einer maximalen Menge von 100-150 Gramm und möglichst auf die Mittagsmahlzeit beschränkt. Unbedingt intensiv kauen.

Bevorzugen:
Fisch ist dem Fleisch vorzuziehen, beide möglichst in gekochter, gedünsteter oder gegrillter Form.

Vermeiden:
Scharf gebratene oder gegrillte Fleisch- oder Fischspeisen, ebenso wie scharf geräucherte Nahrungsmittel. Schweinefleisch und die daraus hergestellten Zubereitungen, sowie Wurstwaren.

Alternativen für Fleischgerichte:
– Getreidespeisen
– Pilzgerichte
– Leguminosen (Hülsenfrüchte): Erbsen, Bohnen, Linsen, Soja
– Milch und Milchprodukte
– Eier – wobei die Gesamtmenge auf 3–5 Stück pro Woche beschränkt sein sollte

Folgende Kombinationen sind besonders zu empfehlen:
Ei und Kartoffel
Ei und Reis
Ei und Soja
Milch und Soja
Milch und Getreide
Bohnen und Mais
Getreide und Leguminosen

Ausschaltung/Reduktion von Alkohol

Alkohol hat zwar eine individuell unterschiedliche Wirkung, vor allem aber Gewohnheitstrinker müssen mit Gesundheitsschäden rechnen. Dabei sollte man sich bewußt sein, daß der Grat zwischen Selbstbeherrschung und Abhängigkeit sehr schmal ist. (Allein in der BRD wird mit rd. 2 Mill. behandlungsbedürftigen Alkoholabhängigen gerechnet.)

Außerdem enthalten alkoholische Getränke oft nicht mitgerechnete Kalorien (1 l Bier ca. 400, 1 l Wein 800 kcal) mit die häufigste Ursache für Übergewicht.

Gemieden werden sollten vor allem:

– hochprozentige Alkoholarten
– süße Weine
– Liköre
– alkoholische Mischungen

=== Reduktion der Kochsalzzufuhr / ausreichende Trinkmenge

Der Körper benötigt in unserem Klima ca. 3–4 g Kochsalz täglich. Mehr als 8–10 g Kochsalz wie üblich würden den Organismus belasten, besonders Niere und Kreislauf.

Alternativen zu Kochsalz:
Verwendung von Küchenkräutern (nach Verträglichkeit auch Knoblauch).
Bewußtes Garen aller Speisen, Vermeiden von Auslaugen.
Verwendung von geringen Mengen an Zucker oder Zitrone, um den Eigengeschmack zu intensivieren.

Zu vermeiden:
geräucherte und gepökelte Fleischwaren,
gesalzene Fertigprodukte.

Ausreichend Trinken, mindestens 2 Liter pro Tag.
Zu empfehlen:
Mineralwasser, Kräutertee.

Vollwerternährung kalorienreduziert

Wenn ärztlicherseits eine weitere Gewichtsverminderung angezeigt ist, kann eine Reduktionskost auf Vollwertbasis nach der »Reduktions-Variante des Grunddiätsystems nach Dr. med. H. Anemueller« empfohlen werden. Es werden verschiedene Nahrungsmittel mit insgesamt 1200 Kal. angeboten, die eine Menüzusammensetzung nach eigenem Geschmack, Gewohnheiten und jeweiligen Bedürfnis erlauben.

Beispiel für eine hypokalorische Vollwertdiät

1200 Kalorien sind enthalten in:

	60 g	Vollkornbrot oder 4–5 Stück Vollkornknäckebrot
+	20 g	Vollkorngetreideschrot oder Vollkornflocken
+	200 g	Rohobst
+	500 g	Rohgemüse (für Salat oder Gemüse)
+	30 g	Vollkorngetreide, roh Weizen, Dinkel, Hafer, Hirse, Reis, Roggen, Buchweizen, Gerste usw. oder Vollkornteigwaren ca. 80 g gekocht oder 120 g Kartoffeln
+	250 g	Magermilch oder Magerjoghurt, Kefir, Buttermilch, Dickmilch, usw.
+	50 g	Käse, fettarm
+	100 g	Quark (0% Fett)
+		vegetarisches, eiweißreiches Gericht, z. B. 80 g Hülsenfrüchte (ca. 160 g gekocht) oder 150 g (roh) mageres Fleisch, Fisch oder Geflügel oder 150 g Magerquark oder 1–2 Eier oder 100 g Tofu
+	35 g	hochwertiges Pflanzenöl oder ½ Handvoll Ölsaaten oder Nüsse

(korrigiert nach Dr. Anemueller)

≡ Entlastungstage

Auch normales Eßverhalten schließt nicht gelegentliche »Über-ernährung« aus, aber bei einer nächsten Mahlzeit ist dann der Appetit kleiner, so daß zum Ausgleich weniger gegessen wird. Sind gelegentlich üppige Mahlzeiten nicht zu vermeiden, kann vor- oder nachher ein halber oder ein ganzer Entlastungstag eingeschaltet werden. Streßarme Tage wie das Wochenende eignen sich dafür am besten. Zweckmäßiger-weise sollte damit ein Bewegungsprogramm verbunden sein.

Entlastungs- oder Karenztage entlasten Kreislauf und Verdau-ungsorgane; regelmäßig eingehalten, ließe sich damit auch ein oft dro-hender Gewichtsanstieg vermeiden.

Wir beschränken uns dabei auf wenige biologisch hochwertige Lebensmittel – grundsätzlich ohne Salz und Fett – und trinken dabei mindestens 2 l Wasser tagsüber.

≡ Einige Vorschläge

Obsttag: (ca. 600 kcal)
1½ kg frisches Obst auf 3–4 Mahlzeiten über den Tag verteilen. Geeignet sind Äpfel, Birnen, Trauben, Beeren und andere gewöhnliche Obstsorten der Saison; aber auch exotische Früchte wie Ananas, Kiwi, Mango, Papaya, usw.

Hinweis:
Ananas sollte bei Magenempfindlichkeit gemieden werden. Ein Bananentag kann bei Neigung zu Durchfällen sehr hilfreich sein.

Reistag: (ca. 750 kcal)
3mal täglich je 50 g (roh; ca. 120 g gekocht) Naturreis in der doppelten Volumenmenge Wasser garkochen. Morgens und abends mit 200 g ungesüßtem Apfelkompott, mittags mit 200 g gedünsteten Toma-ten oder anderen Gemüsen und Kräutern servieren.

Kartoffeltag: (ca. 800 kcal)
600–700 g Kartoffeln auf 3 Mahlzeiten verteilen. Die Kartoffeln sollten als Pell- oder Ofenkartoffeln zubereitet werden.

Varianten:
Schalenkartoffeln mit frischen Kräutern (Majoran, Petersilie, Thymian, Schnittlauch, Dill, usw.) Kümmel, usw. Bircher-Benner-Kartoffeln (Ofenkartoffeln) Folienkartoffeln usw.

Dazu werden ca. 200 g Gemüse serviert.

Zum Beispiel: morgens mit 200 g frisch aufgeschnittenen Tomaten, mit etwas Schnittlauch, Essig oder Zitrone und Curry. Mittags und abends mit gedünstetem Gemüse.

Hafertag: (ca. 550 kcal)
Sehr empfehlenswert bei Magenempfindlichkeit und bei Diabetes mellitus: 3mal täglich 35 g Vollkornhaferflocken kurz in Wasser garen, ca. 100 g Obst (Apfel, Beeren, Nektarinen, Aprikosen, usw.) am Schluß hinzufügen oder extra servieren.

Sauerkrauttag: (ca. 550 kcal)
Frühstück:
150 g Sauerkraut (natriumarmes) mit
150 g frischem Obst (Apfel, Ananas usw.)

Zwischenmahlzeit:
100 g Sauerkraut mit
100 g frischem Obst (Orangen z. B.)

Mittag:
200 g Sauerkraut mit
150 g frischem Obst als Salat oder gedünstet mit 2 Teelöffeln (10 g) Leinöl

Zwischenmahlzeit:
100 g Sauerkraut mit
100 g frischem Obst oder Gewürzgurke

Abends:
150 g Sauerkraut mit
150 g frischem Obst oder Tomaten

Spargeltag: (ca. 400 kcal)
Frühstück: 150 g Melone oder Ananas
300 g frischer Stangenspargel
(salzlos gekocht!)
evtl. die Spargelbrühe mittrinken

Zwischenmahlzeit:
100 g Melone oder Ananas

Mittags:
50–100 g Rohkost am Stück
400 g frischer Stangenspargel
mit Spargelbrühe
60 Pellkartoffel

Zwischenmahlzeit:
100 g Kiwi

Abends:
50–100 g Rohkost am Stück
400 g Stangenspargel mit Spargelbrühe

Wie würze ich die Spargel ohne Salz?: in das Spargelwasser Zitronenschnitze, einen Spritzer Süßstoff und einen Büschel Petersilie geben und mitkochen.

Molke- oder Buttermilchtag: (ca. 400 kcal)
Wird von Magenempfindlichen meist gut vertragen und hat eine darmanregende Wirkung. Wegen des hohen Eiweißanteils kann er älteren und untergewichtigen Menschen empfohlen werden. Hier wird 1 Liter Diätkurmolke oder Buttermilch auf 5–7 Einzelportionen über den Tag verteilt.

Bekömmlichkeit und Wohlgeschmack der klassischen Gemüse-brühe, wie sie im Fasten so geschätzt wurde, macht sie ebenfalls empfeh-lenswert für Entlastungstage:

Gemüsebrühe
¼ l Wasser, 250 g Gemüse (Kartoffeln, Karotten, Lauch, Selle-rie, Tomaten etc.)
Zutaten gut waschen, zerkleinern und ca. 10–20 Min. kochen. Durchsei-hen und mit Vitamin-R (Reformhaus), wenig Meersalz und (frischen) Kräutern (Petersilie, Majoran, Dill, Basilikum, Liebstöckel etc.) ab-schmecken.

Kurze Geschichte des Fastens

Von den Urzeiten bis heute

Fasten bei Tieren

Die Tierwelt bietet in ihrer Vielfalt bemerkenswerte Anpassungsleistungen unter veränderten oder schwierigen Lebensbedingungen. Ursprünglich Überlebensstrategie bei Nahrungsmangel oder -losigkeit sind Fastenzeiten bei vielen Arten normaler Bestandteil im Jahreszyklus geworden. Fastende Tiere verweigern Futter bis zum Ende der gewöhnlichen Fastenzeit, wenn sie es im Rahmen von Versuchen angeboten bekommen.

Winterschlafhaltende Tiere sind bekannteste Beispiele dafür, wie – bei extrem verlangsamten Körperfunktionen und Stoffwechsel – der notwendigste Energiebedarf durch den allmählichen Abbau von Fettreserven gedeckt wird: so bei Bär, Igel, Murmeltier u. a. Bei entsprechend reichlicher Nahrungsaufnahme setzen auch Reptilien Fett an, womit z. B. die Riesenschlange (Phyton) weit über ein Jahr fasten kann.

Von Fischen sei hier der Lachs erwähnt. Nachdem er im Meer reichlich Fett speicherte, muß er monatelang auf seiner anstrengenden Laichwanderung stromaufwärts ohne Nahrung auskommen, bis er wieder abgemagert ins Meer zurückgefunden hat.

Auch Vögel halten Winterschlaf. Eine Nachtschwalbe in Kalifornien überwintert »erstarrt« in einer Felsenhöhle schätzungsweise 85 Tage. Sonst aber sind längere Fastenperioden bei Vögeln Ausnahme wie beim australischen Strauß. Der Emu, und zwar der Hahn, fastet während der Brutdauer zwei Monate und nimmt dabei bis 20% seines Körpergewichtes ab. Zugvögel, besonders solche, die große Strecken ohne Unterbrechung überwinden müssen, nehmen vor dem Abflug, von einer regelrechten »Freßsucht« beherrscht, besonders viel Futter auf. Damit wird ein Fettdepot gebildet als Brennstoff für Langstreckenflüge, die ans Unglaubliche grenzen: der amerikanische Goldregenpfeifer fliegt 4500 km von Neuschottland nach Nordbrasilien, ohne ein einziges Mal zu rasten. Im Gegensatz zu den Winterschläfern bauen diese zu höchstem Energieverbrauch gezwungenen Vögel – wie die Lachse – ihre

Fettvorräte schnell ab, wobei das Gewicht unter die Hälfte des Normalgewichtes sinkt.

Besonders gute Faster sind Königspinguine, die in der Mauser 35 bis 40 Tage fasten. Zusätzlich fastet das Männchen nochmals 62–64 Bruttage bei tiefsten Temperaturen und heftigsten Stürmen, wobei die Tiere ein hochsoziales thermoregulatorisches Verhalten entwickeln: sie bilden, sich dicht aneinanderpressend, Gruppen, um dadurch Wärmeverluste zu vermindern.

Natürlich fängt ein Tier sofort wieder zu fressen an, wenn die inneren oder äußeren Zwänge, die es daran gehindert haben, weggefallen sind. Eine Art »freiwilligen Weiterfastens« gibt es hier natürlich nicht.

═ Fasten bei Menschen

»Die Fähigkeit zum Fasten ist eine Anpassungsfähigkeit des menschlichen Körpers an eine über Tage und Wochen anhaltende Nahrungslosigkeit. Ohne diese von der Natur im Laufe der Jahrtausende programmierte Anpassungsfähigkeit hätte der Mensch als Spezies den geschichtlichen Zeitraum wohl gar nicht erreicht« (Dr. FAHRNER).

Der Fastenstoffwechsel erscheint in dieser Hinsicht als eine vollkommen normale Alternative zum gewöhnlichen, durch Essen gesteuerten Stoffwechsel.

Verändern sich die äußeren Bedingungen, kann der Stoffwechsel von Verbrennung äußerer Brennstoffe (Nahrungsmittel) auf Verbrennung innerer Brennstoffe (hauptsächlich Fettdepots) nach Bedarf umschalten.

Menschen fasten seit eh und je: Gezwungen durch Umweltkatastrophen, zwischen zwei Ernten, während Kriegszeiten, in Ausnahmesituationen, wo keine Nahrung zugänglich ist. Unter diesen streßvollen Situationen sollte man eher von »hungern« reden als vom Fasten, das die Freiwilligkeit voraussetzt. Heute ist auch bekannt, daß unter Streßsituationen die Stoffwechselvorgänge wesentlich ungünstiger verlaufen, z. b. geschieht eine Beschleunigung des Eiweißabbaus.

Im Gegensatz zu den Hungerzeiten stehen freiwillige Fastenzeiten, die die Weltreligionen sowie philosophische und geistige Schulen
propagiert haben, was eine seelisch-geistige Wirkung des Fastens beweist und aufzeigt.

In der christlichen Tradition ist die Zeit vor Ostern eine Zeit der
Nahrungseinschränkung, damals sogar eine Fastenzeit. Oft genannt
Zeit der »strahlenden Traurigkeit«, versteht sich diese Zeit nur in der
Perspektive von Ostern. Nicht nur eine Zeit der Buße, sondern vielmehr
eine Zeit der Bewußtwerdung, der Umkehr zur Mitte, zu Gott, die in der
österlichen Auferstehung in neuen Hoffnungen mündet.

Wie Dr. Buchinger zum Fasten kam

Dr. BUCHINGER, damals Sanitätsoffizier der Kaiserlichen Mari-
ne, erkrankte im Kriegsjahr 1917 nach einer Mandelentzündung an
schwerem, akutem, dann in chronischen Zustand übergehendem Ge-
lenkrheuma. Daher mußte er als Vollinvalide im März 1918, 40 Jahre
alt, aus dem Dienst entlassen werden.

Seine Fastenerfahrung:

Schwer leidend und bewegungsbehindert war Dr. BUCHINGER
die Führung einer 1919 gegründeten Arztpraxis nur unter größten
Schwierigkeiten möglich. Da riet ihm ein Laie zu einer Fastenkur bei Dr.
RIEDLIN in Freiburg. »Diese Kur von 19 Tagen rettete mir wahrscheinlich
Existenz und Leben. Ich war schwach, mager, aber ich konnte wieder
alle Gelenke bewegen«, schreibt Dr. BUCHINGER in seinen Lebenserinne-
rungen.

Noch beschwerte ihn ein chronisches Leberleiden mit häufigen
Gallenkoliken. Ein weiteres Fasten von 28tägiger Dauer befreite ihn
auch davon restlos. Der ehemals chronisch schwerkranke Invalide war
für immer geheilt, gesund und arbeitsfähig geworden (und blieb es bis zu
seinem Tod im 89. Lebensjahr)!

Erlebnis und Ergebnis »dieser stärksten aller Kuren« bestimmte den weiteren ärztlichen Weg Dr. BUCHINGERS.

1920 wurden die ersten Fastenpatienten aufgenommen. Mit
zunehmenden Erfolgen wuchs die Zahl der Hilfe- und Heilsuchenden;
die ins Fasten gesetzten Hoffnungen bestätigten alle Erwartungen.

KURZE GESCHICHTE DES FASTENS

Zeit	Fasten
∞ ↓ Anfang des XX. Jahrhunderts	**Hungerzeiten (Umwelt)** **Freiwillig (Religion, Tradition)** **Medizinisch** **Hungerzeiten (Krieg)** **(Religiös)** **Medizinisch (Mayr, Shelton u. a.)**

BUCHINGER (1935: »Das Heilfasten«)

FASTEN
ZUR THERAPIE UND VORBEUGUNG

	FASTEN NUR ZUR GEWICHTSREDUKTION	
	• Nulldiät (1959–75) (Bloom, Apfelbaum, Ditschuneit u.a.) • Stationär • Mehrmonatig – zu teuer • »Formula« Fasten Ambulant Standardzusätze »Liquid Protein Diet« Skandal (1977–1978)	↓
heute	Formula Fasten heute	**Fastentherapie heute**

FASTEN UND SEINE VARIANTEN

	Zusätze/täglich	Charakteristik
Fasten nach Buchinger (Heilfasten)	ca. 200–300 kcal Obstsäfte Gemüsebrühe Honig • Kohlenhydrate • Vitamine • Mineralien • Flüssigkeit > 2–3 l Bei Bedarf: • Eiweiß • Essentielle Fettsäure	• Fachliche Betreuung • Abstand vom Alltag • Diätetik • Körpertraining • Psychotherapie – Autogenes Training • Physiotherapie • Darmreinigung • Stufenweise Nahrungs-wiederzufuhr – Aufbau • Nachsorgeprogramm
Andere Fasten-varianten	• Obst • Körner • Molke • Traubenkur u.a.	• Keine obligatorische Betreuung • Keine Arztkontrolle
Null-Diät	Kalorienfreie Getränke > 2–3 l • Vitamine • Mineralien	• Stationär in Krankenhäusern • Keine Anwendungen (Fast nicht mehr durchgeführt)
»Formula« Fasten (Modifiziertes Fasten, VLCD = Very low calorie diet) z. B. Cambridge Modifast	• 400–800 Kcal • 40–80 g Eiweiß • (2–5 g Fett) • 30–40 g KH • Vitamine Gemäß der empfohlenen Nährstoffmenge • Mineralien nach RDA • Div: Aromastoffe – Nahrungsfasern	• Freies-Laien-Verkaufssystem • Ambulant • Keine obligatorische fachliche Betreuung und Verordnung • Spezifischer Geschmack!

☰ Das medizinische Fasten

☰ Entstehung und Entwicklung
der verschiedenen heutigen Fastenformen

Fastenkuren haben schon vielen Menschen die Gesundheit wiedergegeben, wie es in der Antike und im Mittelalter oft beschrieben wurde.

Medizinische Anwendungen des Fastens wurden Anfang des 20. Jahrhunderts in verschiedenen Ländern durch Ärzte reaktualisiert: BUCHINGER in Deutschland, MAYR in Österreich, SHELTON in Amerika u.a., die das Fasten zur Therapie und Vorbeugung von Krankheiten beschrieben und praktiziert haben. Diese Ärzte sahen im Fasten »den stärksten Appell an die natürlichen Selbstheilungs- und Selbstregenerationskräfte des Menschen, sowohl seelisch als auch leiblich«. (Dr. FAHRNER). Soweit diese Regenerationskräfte bei einem Menschen noch vorhanden sind, hat eine zeitbegrenzte Nahrungslosigkeit therapeutische Wirkungen, so lange unter den richtigen Bedingungen und angemessener Betreuung gefastet wird.

Mit der Wohlstands-Situation in unseren priviligierten Ländern nahm das Problem des Übergewichts an Bedeutung zu. Fasten, bislang in den Händen der Fastenärzte, wurde in Amerika wieder entdeckt zwecks bloßer Gewichtsreduktion. Die »Nulldiät« praktizierten 1959 zuerst BLOOM und dann viele Universitäts-Kliniken.

Vorsichtig am Anfang, verlängerten sich die Zeiten dieser »Nulldiät« auf mehrere Wochen oder gar Monate, was die Zugabe von Vitaminen und Mineralien notwendig machte. Die dadurch bedingte stationäre Krankenhausbehandlung verteuerte diese extreme Reduktions-Diät. Deswegen wurden die sogenannten »Formula«-Fasten erfunden, die ambulant gemacht werden konnten. Bei dem amublanten »Formula«-Fasten wurden bestimmte Mengen Eiweiß, Kohlenhydrate, Vitamine und Mineralien verabreicht, was die »Fastenrisiken« angeblich vermindern sollte. Die »Formula«-Fasten-Präparate gerieten aber schnell aus den Händen der Ärzte und wurden in Amerika frei verkauft. Darüberhinaus entstand ein Skandal: der »Liquid-protein-diet« 1978. Eine frei verkaufte Mixtur enthielt minderwertige Eiweißelemente und einige Vitamine und Mineralien. Von den 100000 Menschen, die dieses

Pseudofasten durchführten, ohne ärztliche Betreuung, starben 58. Diese Menschen hatten alle über mehrere Monate in eigener Regie diese Diät eingehalten und dabei mehr als 30% ihres Körpergewichts rasch verloren. Der Liquid-protein-diet-Skandal brachte das Fasten in Mißkredit, obwohl diese minderwertige, vielleicht sogar toxische Reduktionsdiät nichts mit dem Fasten im Sinne von BUCHINGER zu tun hatte. Heute werden »Formula«-Fasten-Produkte mit hochwertigem Eiweiß hergestellt und haben bis jetzt zu keinen weiteren Zwischenfällen geführt.

===   Tee-Wasserfasten / Nulldiät

Das Tee-Wasserfasten ist die ursprüngliche Form des Fastens, wobei lediglich kalorienfreie Getränke verabreicht werden. Problemlos durchzuführen während kurzer Zeit (einen Tag), ist aber dieses absolute Fasten für heutige Verhältnisse nicht mehr empfehlenswert.

Die Nulldiät, in der gleichsam nur kalorienfreie Getränke verabreicht werden, unterscheidet sich in Geist und Form vom Fasten: sie entwickelte sich zur Gewichtsreduktionsmethode in einer Zeit, als die traditionellen Fastenärzte schon lange das Fasten durch geringe Zusätze modifiziert hatten.

In Krankenhäusern, unter nicht fastengerechten atmosphärischen Umfeldbedingungen, wurden allerdings auch ungünstige Erfahrungen gemacht. Auch deshalb, weil man in Unkenntnis der umstimmenden Wirkung des Fastens nur die Behandlung des Übergewichtes im Auge hatte. »Im Fasten geht's dem Körper gut, die Seele hungert«, sagte Dr. OTTO BUCHINGER. Es fehlte das Gespräch, die Hilfe zur Verarbeitung der psychischen Hintergründe des Übergewichts. Jedoch wurden therapeutische Erfolge veröffentlicht, besonders im Bereich der Gewichtsreduktion und des Diabetes mellitus Typ II. Diese Therapieerfolge waren aber nicht sehr dauerhaft und die Krankenhauskosten waren zu hoch. Aus der im Krankenhaus stationär durchgeführten Nulldiät entwickelte sich, zwecks Reduktion der Kosten, die ambulante, modifizierte Nulldiät (proteinsparendes modifiziertes Fasten) oder Formula-Fasten. Die Nulldiät war sicher kein glückliches Erlebnis für den Patienten. Wir verdanken ihr aber die Entwicklung der wissenschaftlichen Basis zum Verständnis der Physiologie des Fastens und des Fastenstoffwechsels.

Heilfasten nach Buchinger

Aus dem Heilfasten von Dr. OTTO BUCHINGER (1878–1966) entwickelten seine Nachfolger das heutige Therapieprogramm. Fasten bleibt die Basistherapie, modifiziert durch Zugabe von Honig, Säften und Brühe, bis zu Mengen von 200 bis 300 Kcal. Ärztliche Leitung und individuelle Betreuung während des Fastens und im Aufbau ist unabdingbar und gewährleistet den regelrechten Verlauf und größtmöglichen Erfolg. Betont wird der seelisch-geistige Anteil des Fastens.

Fasten nach F. X. Mayr

Das Mayr-Fasten, das auch unter ärztlicher Betreuung durchgeführt wird, unterscheidet sich vom Buchinger-Fasten durch eine andere Auswahl von Zugaben: Milch oder Milchprodukte und luftgetrockneten Semmeln, zum Training des Kauens. Es kommen dazu Bauchbehandlungen, tägliche Darmreinigungen durch Bittersalzzugaben und leichte körperliche Bewegung.

FRANZ XAVER MAYR, ein österreichischer Arzt (1875–1965), sah im Fasten ein außerordentliches Potential an Regeneration der Verdauungsfunktion und der Verdauungsorgane. Der Darm, als »Wurzel des Menschen«, steht im Vordergrund der therapeutischen Bemühungen als Schlüssel zur Wiederherstellung der Gesundheit.

Fasten nach Schroth

Bei der Schrothkur (JOHANN SCHROTH, 1800–1856) wechseln sog. Trockentage mit trockenen Semmeln und geringer Trinkmenge (und potentiell gefährlichen Anstieg von Schlackenstoffen in Blut und Gewebe) mit sog. Trinktagen, an denen reichlich getrunken wird. (Leider meist alkoholische Getränke.) Die Entschlackung wird unterstützt durch die sehr wirkungsvollen Ganzpackungen.

Andere kurzfristige Fastenvarianten

Kuren mit Körnern, Trauben- oder anderem Obst, Ahornsirup, Zitronensaft, Molke u. a. können als Fastenvarianten betrachtet werden, solange sie etwa unter 500 Kcal. bleiben. Darüberhinaus werden sie eher als Monodiäten bezeichnet.

Für kurze Zeit, etwa bis eine Woche, können solche Entlastungskuren von Vorteil sein, besonders in unserer überernährten Gesellschaft. Sie bringen eine Entlastung des Kreislaufs durch Entwässerung und Entquellung des Bindegewebes und verschaffen den Verdauungsorganen eine Pause.

Gegen solche Entlastungskuren ist aber meist einzuwenden: die Abwesenheit von kompetenter Betreuung und von ärztlicher Überwachung. Jede Änderung der Eßgewohnheiten in Richtung Fasten greift tief in den Stoffwechsel und in die Psyche. Daher sollten solche Kuren kurz sein – weil sie nicht die ganze Palette der notwendigen Nahrungselemente bringen und bei entsprechender Befreiung vom Alltag nicht mit Bewegungsprogrammen und Darmreinigung verbunden werden. Auch danach wären mindestens 4 Tage Aufbau einzuhalten. Stimmungsschwankungen im Sinne einer Depressivität oder gar eine abnormale Euphorie sind seltene, aber ernste Probleme, die bei labilen Menschen entstehen können. Kranke, medikamentös Behandelte sowie Eßverhaltensgestörte sind gefährdet, wenn sie auf eigene Faust irgend eine Fastenvariante ausprobieren.

Zum Ausklang soll hier noch ein Zitat Dr. Buchingers stehen:

»Die satte, fette Raupe verpuppt sich. Regungslos, in einem Chitin-Sarg, fastet nun das scheintote Wesen sechs bis sieben Monate total, bis die warme Frühlingssonne die Puppenhülle sprengt. Aber heraus kommt nun nicht mehr die häßliche, dicke Raupe, sondern ein beschwingtes Geschöpf, ein Entfaltetes, ein Falter, der nicht ohne tieferen Grund stets das Sinnbild der Seele war.«

Aus: »Ums Ganze« v. Dr. med. Otto Buchinger, sen.

Sachverzeichnis

Weitere TRIAS Ratgeber und Sachbücher

H. Anemueller
Vollwerternährung –
aber richtig

A. Betz-Hiller
Zöliakie – na und?

S. Das
Entgiften und entschlacken

A. Drosdek
Für immer schlank

A. Furtmayr-Schuh
Postmoderne Ernährung

D. Geißler
Vollwertkost trotz Asthma
und Allergie

H. Gerhard, J. Weihhofen
Saftfasten

J. Graham, M. Odent
Zinkmangel

M. Heide
Vegetarische Ernährung

S. Heyden, G. Brand
Gesunde Kost – gesundes Herz

G. Jung
Umsteigen auf Vollwertkost

R. Kluthe, H. Quirin
Diätbuch für Nierenkranke

Kohlehydrat- und
Fettaustauschtabellen
für Diabetiker

D. Lübke, B. Willms
Kochbuch für Diabetiker

R. Mackarness
Allergie gegen Nahrungsmittel
und Chemikalien

M. Middeke, E. Pospisil,
K. Völker
Bluthochdruck senken ohne
Medikament

C. Nickel
Kein Pfund zuviel

K.-H. Niessen
Ernährung des Säuglings

G. Schlierf, R.-D. Geiss, G. Vogel
Der Cholesterin-Ratgeber

H. Scholz
Mineralstoffe und Spuren-
elemente

G. Wolfram, M. Husemeyer
Ernährung bei Gicht

Wenn Sie sich für eines der genannten Bücher interessieren –
fragen Sie Ihren Buchhändler. Er berät Sie gerne und besorgt
für Sie jedes lieferbare Buch von TRIAS. Informationen erhalten
Sie auch durch

≡ **TRIAS** THIEME HIPPOKRATES ENKE

Rüdigerstraße 14, 70469 Stuttgart